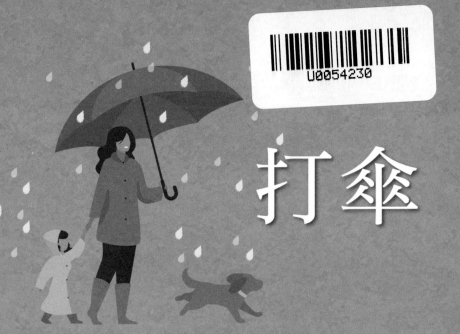

打傘

愛、創傷、溯源、擺脫情緒動盪，
自我調育的幸福實證

薛仲玲Siria 自然醫學博士 著

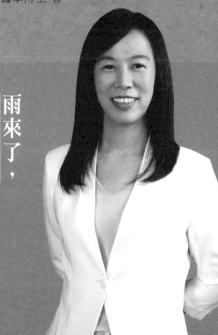

溯源調育
×
生命轉向
×
實證案例

雨來了，
我在傘下等你……。
人生像傘，
撐得開也收得起，
身心安住，
總有一處晴雨日和。

目錄 Contents

Chapter 1
覺察釋放
雨來了，我在傘下等你

因為這份良善的引導，得以擦拭淋濕的身心靈，重新看見眼前的風景，從面對、接納，到覺察、釋放，圓滿解決人生的課題。

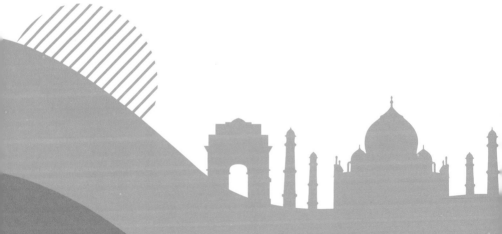

Chapter 2 身心安住
風雨不驚，為人生帶把傘！

學會在風暴來臨之際，為自己撐開一把傘，而在風和日麗之時，收起過度的防衛，保持身心的流動與彈性。不管出太陽或下大雨，日子都波擾無驚。

Chapter 3 晴雨日和
共撐一把療育的大傘

人生總會有一些不順遂的事發生，但我們可以共同撐起療育這個世界的大傘，轉動傘花、轉動心念，重新喚醒幸福，將黑暗轉向光明。

傘下的星空

阿育吠陀（Ayurveda）作為一門生命的科學，已經是不證自明的共識。然而，仲玲的書寫仍強調「實證」為特色，顯然不是為了彰顯醫療上的效度，而是為了忠實呈現阿育吠陀的傳承與教導。

別急著當一個有用的人

她指出一種健康的生活方式，示範看見徵候時的身心觀照，書中每一篇實證故事，看似不同情境卻也緊緊叩問：「我是不是⋯⋯離開我自己？」

「我離開我自己」，本該屬於形而上的思辨範疇，如今在真實生活躍然演出。人生劇場裡的「人設」，使人偏離生命的中心，為了滿足人生階段裡的不同關係，努力扮演關係中的角色，我們擱置了心裡想講的話，選擇應該說的話，以為這樣能換來各自安好，殊不知每一次開口都是一次身心分離。

放慢下來，我們都太急著找一位名叫「當一個有用的人」，明明是想成為更好的自己，卻得先否定過往評價自身。

所以，生活變得需要如此用力，不禁讓人懷疑是為了看起來像「負重前行」？

打傘使我們成為自由的人

生命其實是一齣實境秀，我們不必看起來像什麼，也不需要成為誰，只要接受全部的自己，足以完整譜出史詩般磅礴樂章。

此時此刻，我們的韻律呼吸是獨一無二的辨識，也是對自然環境與社群的一種表達，身體內建的自癒能力會找到我們，療育的發生也會跟上我們的腳步。

現在，全然信任仲玲的帶領，以阿育吠陀與自然醫學的視角，梳理並紀錄屬於自己的實證故事，一起貢獻生命經驗與洞見。

當我們有了照顧自己的能力，實證便是共同完成的美好。無論是為自己、為他人、烈日當頭，還是傾盆大雨，打傘都使我們成為自由的人。

廣播金鐘獎主持人
阿光（游湧志）

實踐共撐
療育世界大傘的宏願

推薦序二

發源於印度的阿育吠陀古老養生系統被翻譯成「生命的科學」，除闡述「如何調育身體和情緒」以「趨近健康、避開疾病」外，尚且教導人類如何與大自然和諧共處，流傳至今已達 5,000 餘年，堪稱為主張「飲食養生」、「人類永續生存」觀念之先驅。

深耕並鑽研身心靈實修方式，
成為自然療育領域權威

南華大學於 2003 年成立「自然醫學研究所」（2015 年更名為「自然療癒碩士班」），是國內唯一以研究自然療法為主軸之學術殿堂，以「本於自然、用於健康」為宗旨，發展「追求自然、無毒、有機的生活趨勢」、「結合天然物質或生活型態，以達預防疾病與保持身心靈健康」，與阿育吠陀主張「人體為自然不可分割的一部分，當身體與自然不調和時，人體的各項機能便會受到阻礙，進而導致生病」之論述契合，近年該所師生在理論研究、實務發展皆有莫大成效。

著者薛仲玲博士深耕印度傳統醫學、自然醫學多年，且遍訪各國靈性聖地汲取知能，於鑽研出獨特的身心靈實修方式後，開始在各大醫療院所、學術／訓練機構開班授課，因理論基礎厚實、實務經驗豐富，深獲同行、同好的信服，且以療育成功案例無數，協助患者卸下禁錮身心的盔甲、跳脫生活僵直的線，而使薛仲玲博士成為自然療育領域之權威。

　　孫文語錄：「聰明才力愈大的人，當盡其能力以服千萬人之務，造千萬之福，聰明才力略小的人，當盡其能力而服十百人之務，造十百人之福。」

　　著者學養俱精、技藝高超，願著專書《打傘：愛、創傷、溯源、擺脫情緒動盪，自我調育的幸福實證》立說以傳承後代、分享大眾，實踐共同撐起療育這個世界的大傘宏願，堪稱許為「服千萬人之務，造千萬之福」，敬謹表達敬佩之意並贅數語以為序。

南華大學校長
林聰明

愛是一切的解答

仲玲，我認識很多年了，她是位非常多才的療育師！

涉獵非常廣泛也非常多元！有時候不得不佩服這樣的靈魂，在遇見生命中非常困難的家庭難題，仍不放棄自己，一心選擇自我覺醒，連結高我神性，發展自我潛能，走向自我療育，及療育他人的路徑！

窺探不一樣的身心靈療育體系

她本身的成長故事就可以寫成一本厚厚的書了，而今她把療育過的個案分享出來，寫成了《打傘：愛、創傷、溯源、擺脫情緒動盪，自我調育的幸福實證》這本書，藉此拋磚引玉，祈望讓在人生旅途中遇到痛苦的靈魂們，除了中西醫治療的選擇以外，有機會可以窺探不一樣的身心靈療育體系，讓自己有機會痊癒，並且重燃信心！

我相信每個人都有遇到困難的時候，在那個時候我們多麼希望有人可以為我們打把傘，尋求庇護，以及讓自己有機會用自己的方式好起來。

而有機會能夠遇到一個有能力處理自己困難的療育師，為自己打傘，是非常有福氣的！

　　台灣有一句諺語說：「先生緣，主人福。」在此，祝福遇到卡關的有緣人，都有機會遇見療育的好緣分，遇到可以幫您打傘的療育師，陪伴您走過困難的旅程。

　　祝福大家，愛是一切的解答。

精神科醫師
施妍安

當你發現愛，
你就懂得如何去生活！

「雨來了，我在傘下等你……。」書裡字裡行間，引發我對作者自身受用轉化的生命感動，她一直是許多人的引路人，同體溫暖為有緣人撐傘的天使。

透過珍貴的身心靈療育臨床實證醫學，幫助他人找到屬於自己的平衡與和諧。

轉化生命的感動，同體溫暖為有緣人撐傘

40年來走在身心靈成長道路上，我遇見許多不同的人。深深體悟「療育」是每個生命必修的功課。

一個不快樂的生命，源自於自身的生命受傷了，當傷痛不被看見，一直困在漩渦裡打轉，將給自己不斷創造災難，以及重複解決不完的問題……。

當生命遭受雨淋時，若能有一雙手，適時撐開調育的傘，陪伴你重新喚醒並找回生命的完整和幸福，那是多麼難能可貴！

《打傘》有著豐富的實證案例，將許多的愛與祝福蘊

藏其中，幫助每個生命洞見光明，撐起屬於自己的保護傘，念念安住在動與不動之間，是一本難得淺顯易懂的好書，值得推薦。

　　在現今動盪不安的時代，我們更加需要有這把大傘，日日轉動傘花，共同撐起療育的信念，帶來世界的平安與吉祥。

棉花田有機事業創辦人
合一教育基金會董事長
翁湘淳

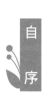從為自己撐傘，到成為一名替別人打傘送暖的人

「是什麼形成了不同的物種？為什麼我們可以啃牠們的腿，而不是牠們來啃噬我們？我們比較優越嗎？」年幼時陪母親上菜市場，每每走到肉攤前，聽到磨刀霍霍聲總是心生不忍，忍不住在母親面前脫口而問。

「該念的書不去念，盡是問這些無關緊要的！」母親劈頭就是這樣一句。

生命際遇其實都是被安排好，只為了與真我遇見

小學時期開始，對於教科書上的內容就興趣缺缺，總思索著：「是什麼讓我選擇出生在這麼一個家庭？」、「投胎來到地球前，我又在哪裡？」

即便看到街上的動物，總會思考：「為什麼有些會投胎成為貓狗，而我卻成為人類？」類似這樣的問題，總是顛覆著大人們的腦袋瓜，相比於成績優異，書法、寫作、數學總是名列前茅、領獎學金的兄長，母親看見我也只能

搖搖頭。

　　儘管自幼的我就不是一個聰慧之人，然而「想成為一個讓父母認同的有用之人」，這個心願始終未變。

　　或許是靈魂濃厚的好奇心使然，讓成長過程經歷了諸多非比尋常的際遇與考驗，這一刻才明白，都是為了鋪陳那一個曾經萌芽在心中的小小心願，直至它開花結果。

　　感謝生命中所有的發生，才得以讓我有機緣進入自然醫學的大門，以及開啟靈性智慧的探索之旅，展開一連串自癒而後育人的道路。

　　如同《牧羊少年奇幻之旅》（O Alquimista），從中領悟出人生的意義，並將身心靈療法交叉應用，實證出一套得以讓人回歸和諧的系統，傳遞自然療法的真諦。

萬千的感謝，淬鍊出一個生命的透澈體悟

　　過去的我，曾誤以為父母給予一個破碎的家，走過這一遭才明白，從家暴陰影中脫鉤出來的是靈魂的約定，從而淬鍊出一個對社會具有貢獻之人，並擁有面臨生命困境冷靜沉著的能力。

　　因著這些親身實證，我才能更透澈並同理每個有緣來到生命中的人們，正處於什麼樣的狀態與盲點。

　　感謝我的父親，在我出世時，費盡千辛萬苦、兼差 3 份工作，只為了幫我買血、換血，救回我的性命；感謝我

的母親，以勇敢深刻的精神意志，竭盡所能默默撐起一個家，也讓我學習寬恕與接納的深層涵義；敬佩我的兄長，以毫無章法、身著戲劇張力的戰袍，完成地球上的壯遊，只為了協助我完成這一世靈魂的進化工程。

感謝這一路上遇見的恩師，包含人生正值懵懂之際，引領我進入芳香療法與哲學思路的溫佑君女士，總是打破常規，跳脫世俗框架，提供各種肢體療法開發訓練、現代舞蹈、書法、素描、戲劇、表達性藝術、家族排列、花精、頌缽等，看似與芳香療法無關的多元化學習，多年後才明白這些深植內在的啟發，已產生強大的後座力，驅使我能在毫無依規可循之時，耐住性子，打破現況前行。

更感謝在最惶惑不安的生命低谷之際，帶領我開啟靈性真理之門，徹底翻轉命運的賴麗雲女士，苦口婆心、循循善誘、因材施教地耐心陪伴與提攜，悉心澆灌著我，這也是多年後當我成為能為他人調育、輔導一個個案例走向光明時，經常會憶起的歷程，這份恩慈與感激非筆墨所能形容。

記得大雨中為你撐傘的人，組成生命中的點滴溫暖

你要記得那些大雨中為你撐傘的人，幫你擋住外來之物的人，黑暗中默默抱緊你的人，逗你笑的人，陪你徹夜聊天的人，坐車來看望你的人，陪你哭過的人，在醫院陪你的人，總是以你為重的人，帶著你四處遊蕩的人，說想

念你的人，是這些人組成你生命中一點一滴的溫暖，是這些溫暖使你遠離陰霾，是這些溫暖使你成為善良的人。

——村上春樹《沒有色彩的多崎作和他的巡禮之年》

我想用以上這段文字，描繪這些給予過我溫暖的親友恩師。

印度詩人泰戈爾也說過：「眼睛為她下著雨，心卻為她打著傘，這就是愛情。」每當看著一個個前來協詢的個案，正面臨生命的低潮，雖然那股心流並非愛情的愛，而是更多的同理，使我想用當年滋養的溫暖，幫助人們找回生命的救贖。

這也正是此書名訂為《打傘》的原因，提醒我莫忘初衷，不論豔陽高照，或是大雨滂沱，在生命的某些時刻，渴望有人為我們遮風擋雨，不再挨凍雨淋，或讓烈焰刺骨。

當我們認清生命的本質，也會樂於伸出援手，為人們撐起一把無畏風雨、收放自如的大傘。

此外，感謝促使我接觸靈氣學習之旅，並進入合一殿堂洗禮的顏昭惠老師，開展出我在能量療法的啟蒙與後續的發展；還有祈光花精陳祈明老師及國際花精研究中心的李穎哲醫師，讓我能擁有紮實的花精訓練基礎，幫助過中風的父親與在安寧病房臨終的母親。也感謝思逸（Seer）老師曾於蓋亞帶領每個月的新月儀式，並傳授水晶及薩滿的知識，幫助我與家人拾回靈魂的碎片。

更感激宇宙每逢我被現況受阻茫然時，創造了諸多的巧合與機緣，引領我遇見將生命維度推向最高的各個貴人與際遇，讓我有勇氣不斷嘗試突破各種可能，賦予人生更有意義的價值與使命，包含了德國芳療協會前理事長 Monika Werner 和德國生化學家、國際知名芳療專家 Ruth von Braunschweig、義大利整體療法泉源學院恩師 Enza Zuffo 的清澈生理作動原理專業辨證學和身體力行的實踐學，奠定我在專業領域的深度與篤定。

還有我在攻讀美國德保羅大學自然醫學博士學位的指導教授群們，以及所有促成這一切開花結果──在生命中遭逢的點點滴滴。

走過家庭試煉場，療育過往創傷的自己

「是什麼意念，讓您在充滿戲劇張力的生命歷程裡，保有勇氣繼續向前？」許多學生或友人總是好奇地問我。

回首過往，人生就是一段段 A 點到 B 點的旅程，我們試想，當面臨山難或生死交關之際，周圍毫無依靠，也無脈絡依循時，是嘗試各種讓生命存活下來的方式？還是要在原地踱步等死呢？

過去誤打誤撞下，從金融產業意外擦槍走火，進入了芳香療法之路，沒想到就此墜落在這個身心靈探究的「大染缸」，從此踏上一條不歸路。

特別是在法國與德國習得芳香療法之旅期間，深深被潛藏於植物深處的力量所吸引，也被當地的順勢療法及各種脈輪淨化學說生發好奇，從植物的形貌上看見生命的可能性，彷彿觸碰到幾絲能掙脫於桎梏灰暗枯竭牢籠下的微光，這才篤定將此作為人生志業。

藉由人生那幾年的啟蒙訓練，無意間療育了曾因童年成長階段遭逢家暴創傷的自己，為了幫助自己能不再被家庭各種層出不窮的突發事件所波及，開始一連串的學習過程，透過身心靈的各種療法，一步一腳印親身實證。

爾後，隨著越來越多的臨床個案來到眼前，有鑑於文明現象所帶來的網路世界及生活型態變化，看似快速蓬勃發展的繁華興盛，更多的是內心惶惶的恐懼與壓力，這已非僅用芳香療法一途就能打破所有身心阻滯失衡的窘境。

為了找到造成個案們身心阻滯的主因，讓人們身心靈能達到全面性的健康，又想讓自己從高中時期就獨自照顧多年的中風父親，能從經年累月藥物和身心失衡所導致的皮膚潰瘍，以及因家暴而促使原本天賦異稟的資優生，卻飽受思覺失調症所苦的兄長能穩定心緒，進而緩解我在照顧及關係的難題等諸多原因，促使我不斷學習。

因育人而自癒，在身心靈路上更加堅定

在身心靈領域耕耘多年，時至今日已經遇過各式各樣的個案，每一個人都有自己的故事，每一個人都有需要療

傷的部分，如今的我已經可以好好地幫助這些個案。

每當結束一名個案時，我總會想起在 25 歲那年，遇到的那個特別的人⋯⋯。

他是一位 40 多歲、談吐得宜、彬彬有禮的中年男性，長年旅居美國，每一次回台都會來找我調育，前幾次都非常順利，直到第 4 次，我跟往常一樣進入個案室時，卻見落地窗的窗簾大開，而他則裸著全身在調育床周圍來回走動，口中不時念叨著《心經》。

看著眼前的場景，內心知道這位男性遇到了一些狀況，於是我先請他穿上浴袍，坐在沙發上做足浴、精油按摩，幫他把混亂的思緒從頭部引導到腳部，使能量可以冷靜下來。

「我的人生發生了很大的事情。」這位個案冷靜下來後說。

「你不妨跟我說說看。」

「妳還年輕，不會懂我的苦⋯⋯。」

因為我覺得靈魂已經搖搖欲墜的他，背後需要一份支持，所以在精油裡面加入可以讓他有穩定支持感的廣藿香、檀香；有自我修復能力的歐洲赤松；能夠找回自身價值感的大西洋雪松。

同時，也加入了很多酯類的精油，例如羅馬洋甘菊、

佛手柑和苦橙葉，藉此舒緩並放鬆神經，減少他的敏感、焦躁。羅馬洋甘菊特別適合用在受到極大驚嚇的人，而佛手柑是向陽的果實類，能增添更多希望和力量。

最後再加入一點醛類精油，像是山雞椒和檸檬馬鞭草，幫助安撫心緒，引導他從事件中抽離出來，用第三者的角度更客觀地看待，而不會陷溺情境當中。

我一邊幫他芳療按摩，一邊聆聽他訴說，原來他小時候就在美國念書定居，有一個從小一起長大的好友在雙子星大樓工作，卻在 911 事件中罹難，因而受到極大的打擊，一直走不出來。

由於當時的個案排得相當滿，過了半年後，我才再次見到他。這時的他已經煥然一新，之前感覺碎裂隨時會墜落的靈魂，如今已經有了很大的轉變。

「謝謝妳當時包容我奇怪的行徑，而且願意傾聽我的故事，讓我獲得很大的安慰和理解。」他說，在之後幾天願意面對當初的創傷，慢慢走了出來。

當天結束所有個案已經是深夜 10 點，他的這段話還在腦海迴盪，那時候適逢人生的低潮，家庭諸多變故，引起了情感的創傷，正值對人生感到懷疑，因為他的這段話語，讓我發現原來自己是有存在的價值，我在這個世界上擁有著意義……。

這次的反饋，讓我在這條療育的道路上更為堅定，也

更有力量去幫助其他人。

埋下了探索之旅的種子，開啟身心靈之旅的大門

1999 年，當我還是芳療界的毛頭小娃時，母親給我兩張在中山堂播映的免費電影票——《喜馬拉雅》（*Himalaya - l'enfance d'un chef*）。

電影描述著喜馬拉雅山上一個與世隔絕的小山村，每年進行最重要的工作，就是帶著犛牛揹著自己村莊的鹽，翻山越嶺，歷經長途跋涉到另一個部落交換糧食。

多年以來，這趟路都是由老酋長帶領著村民們行腳前進，那年原本應該是老酋長的大兒子繼任酋長並領隊，可是他卻突然遇險身亡。而酋長的小兒子是個喇嘛，那次老酋長希望他能夠回去幫忙，村中一位年輕人卡瑪想晉升為領隊，但老酋長始終沉浸在喪子的哀痛中，並把這種哀痛投射轉向對卡瑪的記恨和排斥。

隨即不久，眼看一年一度行旅就要到來，老酋長過往的經驗是必須要看到上天的指示，才能出發。卡瑪卻不顧及過往習俗，組合了村中幾個年輕的小夥子提前出發了。堅定的老酋長領著忠誠的老夥伴們和年幼的孫子慈仁等一行老弱的犛牛商隊追趕。

途中天候不佳、窒礙難行，眼睜睜看著一行殘兵老弱的隊伍可能全軍覆沒，若沒能將村中的鹽換得糧食，全族

的人可能就會飢荒受凍，就在此時，老酋長對喇嘛兒子諾布問道：「眼前有兩條路，你選擇哪一條？」喇嘛停頓了幾秒，內心交戰，隨即不加思索篤定地回答：「選擇最難走的那條。」

於是，老酋長一行人冒險走上惡魔之路——陡峭的湖邊棧道，中途時而傳來犛牛不幸摔落山谷、粉身碎骨的消息，但這些老弱殘兵卻保住了平安，雖然晚了 3 天出發，卻有如神助般趕上了提前 3 天出發的卡瑪一行人。

這番充滿寓意的電影對白，看似違反常理，實則劃破世俗，在當時啟迪了正處於家庭分崩離析而窘迫不安的我。回想過往的我們，若不是在人生旅途每一個面臨抉擇的節點，包含我們求學每一個階段的入學考試，哪一個不是因選擇艱難的路，才獲得柳暗花明的契機？

生命本身就是由諸多錯綜複雜的道路所組成，甚至遇到的不只有兩條岔路，在人生的十字路口，我們何時真正選擇了那條難走的道路呢？甚至我們還沒來得及猶豫，就轉身朝向平坦旅途了。

電影中的老酋長雖然老了，卻始終有一顆擇善固執、倔強而堅定的心，一種驚人的耐力與膽量，超乎年輕人的叛逆與果敢。湖邊棧道，幾乎是嵌在險峻峭壁山崖，一不留神便會跌下懸崖，掉入深不可測的湖中，狹窄時連回頭的餘地都沒有，更毫無退路可言。

可那堅毅老酋長的臉上終究未見一絲懊悔，因為生命許多時候是沒有機會後悔的。

抽離頭腦僵化的思維慣性，那些看似更窄、更艱難的路固然令人退縮，但也只有親身走過的我們，才能領略臣服、交託與奇蹟的奧秘。

或許是這部電影為我埋下了探索之旅的種子，助長了我對於印度旅程的心靈嚮往，甚至幾次在夢境或能量療法的回溯過程裡，都看見自己前世在印度生活的樣貌，而一步步引領我後來前進印度學習阿育吠陀及靈性的旅程，從未想過這個國家，是我此生到目前為止進出最頻繁的國家，帶領一波波的人們展開奇幻的心靈成長之旅。

穿越了深層的恐懼，打開深植海底輪的恐懼

也因著諸多在靈性旅程的學習，因緣際會下讓我尋訪了美國雪士達山、雲南、四川、敦煌絲路之旅、不丹、尼泊爾、馬來西亞、捷克、德國等靈性聖地，深刻體會到「行萬里路，勝讀萬卷書」，特別是在雲南的梅里雪山和香格里拉、四川的稻城亞丁、色達等處的那次壯遊，除了親眼目睹天葬的過程，禿鷹盤旋在天際，超越生死執著藩籬，多次在大雨沖刷過的泥濘山谷，為了在 4,000 多公尺的高山羊腸小徑前行，與其說是在峭壁下「會車」，其實是「會牛」，因為短缺的物資及嚴峻的地理位置考驗，幾番站在懸崖邊讓載物資的牛順利行經，深怕一不小心被牛屁股蹬

下山谷，真是寫實的《喜馬拉雅》電影情境。

　　生平第一次正式騎馬，不是在馬莊裡，也不是在供人參觀育樂的馬遊樂園裡，而是在雲南香格里拉。從平地駕著馬上懸崖峭壁，遠眺玉龍雪山，現學現賣地把持好馬韁繩的拉繩技巧，才讓馬在上坡和下坡能乖乖聽喚，不因泥濘陡滑的恐懼而亂了陣腳，而馬又是很敏銳充滿靈性的動物，牠能讀懂正騎著牠的人的心事，若我們越恐懼，牠就會越不聽使喚。

　　當時的我身形壯碩，卻被分配騎一隻年輕矮小的馬，這完全考驗了關乎「信任」與「交託」的議題，而牠畢竟是年輕，在途間總是被周圍峭壁邊緣的植栽吸引而想脫隊走去啃食，幾次一溜煙地硬是把我拉去 3,000 多公尺高的陡峻懸崖峭邊，一不留神只要一小步，可能就跟馬一起摔下山崖。

　　但說也奇妙，藉由這個體驗過程，不僅打開了我深植海底輪的恐懼，包含在年輕歲月時期曾因家暴的壓抑能量，以及攸關生死存亡的生存恐懼，再次被釋出而流動，也讓我深刻體會到生命許多時候，總是只能現學現賣，沒有多餘的時間醞釀……，例如不會有人天生懂得如何為人父母，讓我想起母親第一次離家，我必須獨自扛起家務，放學趕搭一小時的公車回到住家附近的黃昏市場買菜，在父親下班前準備好晚餐、沏好茶、擺好室內拖鞋，讓父親與哥哥能飽足一頓，飯後要洗碗洗衣才能讀書……。

若我們能把握每一個來到眼前的機緣，或許它正是人生的跳板，幫助我們得以飛向更宏偉的維度，邁向新的可能性。而我也從此愛上了騎馬。

那次旅途，翻過一村又一村，甚至接近黃昏筋疲力竭以為快要到達終點，卻差點成了迷途羔羊，彷如人生中的滄海桑田，究竟是惡魔的眼淚，還是天使的淚珠？多少次，神鬼交戰。

穿越了深層的恐懼，在每天必須行經不同道路，沒有回頭路的轉完神山，深刻體驗人們與大自然為伍的共存與共榮，人生的超越也在於突破每個隱微的信念，或許坦途從未存在，正如魯迅在《故鄉》中曾寫道：「其實地上本沒有路，走的人多了，也便成了路。」

沒有永遠的窒礙難行，只有無憾的順勢而為，登高望遠，恐懼是幻象，只有愛存在，身心靈療育計劃遂此展開。

身心靈整合療法，治癒自己，療育他人

多次進出印度後的這趟雲川之旅，是我人生中重大的轉捩點。

每當生活遭逢挫折把我壓得喘不過氣來，再也沒有退路、無計可施之際，促使我只能義無反顧，突破過去傳統框架，而讓我一一深入學習各類療法及瑜伽靜心法門，包含花精療法、靈氣療法、型體診斷學、聲音療法、水晶療法、

乙太體淨化修復療法、Insha 及雀塔能量療法、水中療法、心靈舞蹈等，並將靈性教導與心理學探索的理路，透過工作坊或一對一的個案型態演繹出來，開創一次次「回歸原始力量——身心靈之旅」，讓人們從書本、課堂走出戶外，就地取材、實地演練。

因為透過旅行，最能在輕鬆愉悅的氛圍裡，打開五感覺知，更加細膩地與自然音律共鳴，藉由在某些能量聖地的磁場中精心策劃設計的環節，幫助人們覺察生活與意識當中的慣性、破除藩籬及內在的隔閡，讓理論和實務並行。

這種深刻身歷其境的體驗式學習，帶動他們縱使回到生活百態中，更能實踐出來，且更有能力面對生命裡五味雜陳的各種曲調。

不知不覺經過 25 年的光景，將這些療法整合與阿育吠陀醫學交叉應用，不但治癒自己，也療育他人，並將這一套系統應用在自身，具體將這套得以改寫一個人命運的精髓，成功的實證出來。

剎那間，我還原了生命的真相，頭腦從中脫鉤出來，不得不讚嘆宇宙的大能，讓我能將生命的潛能，發揮得淋漓盡致，挖掘出從未見過的自己。

每個人的藍圖，都是獨一無二的，也必然靠自己走出來，走在時空長廊的稜角上，我們永遠不會知道下一刻會流轉到哪個方位，甚至不會知道路的盡頭將會如何演繹。

或許是宇宙創造了這場因緣俱足的悟道，讓我更有能力面對後來母親突如其來的失智、阿茲海默症，最後卻以癌症的驟變，進入安寧病房。家庭過往的變異，加上在疫病時代下三級警戒，無人能替代長達近兩年的照養之路。

　　在安寧病房的照顧中，讓我明白這場神聖的約定，好讓我能獨自面對印證過往所學、所教，是否能真正的身體力行，從實相中解脫，讓關係圓滿。

　　尤其在安寧病房期間，讓我憶起高中時期就獨自照顧中風父親長達 13 年的經歷，當年的我還懵懂未知，可是這一刻在母親臨終之時，我已習得那麼多功法，正是學以致用的時刻，陪伴母親走此生最後的旅程。

從人助、自助到助人，圓滿人生的功課

　　這一路教會我最多的是「甘願」，讓我深刻領悟到「放下」與「放手」的真正內涵，人與人之間，活著時好好對待，離去時好好祝福，真正的孝順意義也在於此。面對與母親曾剪不斷、理還亂的關係，最終有了清澈的醒悟與明白。

　　「媽媽，現在順利住進新家了！」抱著那一罈母親用一生刻劃的白印記，讓女兒將這段關係做一次徹底的圓滿，生命之花綻放過，現在交還給自己的旅途，再回眸，見山又是山。

　　整整 47 天隨時待命、隨侍在側，完成母女此生最圓滿

的學習，也讓我有機會學以致用，將這些坎坷歷程所堆疊出的各類療法進行經驗實戰，在安寧病房照護期間，印證了臨床所有的判讀與應用。最終，得將以此傳承、示現給世人。

回過頭看，一切原來都源於更高層次的愛，再也沒有任何的遺憾與埋怨，這是母親留給我最大的禮物。唯有當自己身體力行，才發現奇蹟就在每個轉折過後的不遠處。

僅以這本書，獻給我的父親、母親與兄長，今日能完成這本書，感謝多年來信任我的個案們，這絕非我一個人的功勞，若不是所有量子磁力的相互牽引，也無法美夢成真。

「過去，你在傘下等我；現在，我為他人撐傘！」期盼藉由這本書，啟發更多人重拾生命的曙光，並為地球與人類福祉做出貢獻，從人助、自助到助人，不只是為自己撐傘，也成為一名替他人打傘送暖的人，一起帶來更大的平安與順遂。

薛仲玲

身體是心靈的皮膚，走進身心療育地圖的起點

在我諸多的個案及教學實例中，有感於身體是心靈的皮膚，一層層撥開與推進之後，會發現肢體就像身心療育地圖。

身心療育地圖，凡走過必留下痕跡

心理學及肢體心靈發展學家肯恩・戴特沃德（Ken Dychtwald）曾在《身心合一：探索肢體心靈的奧妙互動》（*Bodymind*）一書清楚地闡述並探討，肢體與心靈間相互平衡的關係：「身體是心靈的自傳，記載著靈魂在成長的道路上，透過種種的情緒活動與心理習慣所形塑出的性格、處事態度、人際關係、情感狀態，以及心靈深處幽微的點點滴滴。」同樣應證了這個說法，並透過各種東西方肢體按摩及伸展療法，道出身心靈三者的關聯，並強調療育的整體性。

古語說：「凡走過必留下痕跡。」生命中發生的事件而產生過的情緒，以及導致的創傷，都能在形體上看出端

倪，不論是從骨架、肌肉組織呈現出的對應、左右對稱的比例差異，抑或是經絡的虛實、肢體呈現出的擴張或內縮等等，都產生出一定的軌跡。

覺察、探索、行動，找到自我調育的契機

身體是最好的鏡子，反射出所有曾經發生過的事，當情緒層面一直無法轉換，甚或消融，往往會反映成為疾病。

無論是自然醫學、中醫或阿育吠陀醫學，都有一個共通性，即講求「治未病」，意即在疾病發生之前就要預防，因為預防勝於治療。疾病之所以產生，往往經年累月在氣場或型體上反射出來，長此以往的焦慮也會在肌肉產生永久的變化，而生命早期的怯懦、退縮、昂然闊步或苟且的性格，也都會深植反映在我們的神經中樞裡。

心理的悲傷會感染給肉體，同樣地，心理經驗也會在肉體上留下印記，也使得心理無法真正擺脫過去。

身體會將某種資訊呈現出來，一個人可以用衣著或性格來武裝自我，就像戴著一個盔甲的武士，但卸下衣物後，身體就像是一種儀軌，我們都能從這些軌跡中判讀出我們的過去、現在及未來。

身體也像是一部活字典，這也是研究自然醫學最有趣的地方，希望帶領讀者經由這些案例故事，一步步覺察、探索、行動，展開找尋自己、重新認識自我的療育地圖。

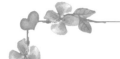

Chapter

—

1

雨來了，
我在傘下等你

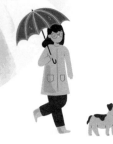

　　當我們困在不安的狀態裡，無法為自己的人生做出精準判斷。因為這份良善的引導，得以擦拭淋濕的身心靈，重新看見眼前的風景，從面對、接納，到覺察、釋放，圓滿解決人生的課題。

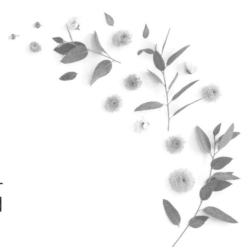

1-1

孕育幸福

　　懷孕期間情緒變化，來自多種因素，包括身體壓力、新陳代謝或雌激素和黃體素等因素。

　　但情緒起伏不定，有時覺得自己很幸福，有時又覺得自己被困住了，「家」就是這樣的甜蜜又令人感到負擔的壓力……。

個案小檔

薇薇　35 歲／女性

身為護理人員，因懷第 3 胎發現身體腫脹，且長期感到肩頸痠痛，變得易怒、沒耐心，屬於阿育吠陀三大型體的 Kapha 型。

卡在一個女性意識開始抬頭並有所實踐的年代，雖然從小受過良好教育，但對外界傳統的思想桎梏，不免壓抑自己，甚至懷疑。

　　「我憑什麼可以得到這樣的生活？」、「憑什麼可以擁有這樣的先生？」、「為什麼我先生在眾多的人裡面選擇了我？」她的善解人意、溫柔體貼，讓自己對外在條件的各種嫌棄轉而懷疑，形成自己內心的裂痕。

　　療育過程中，同時導引重新看見伴侶關係，內在的不自信可能源自於童年創傷，以及過往挫敗的愛情經驗。

　　這也是想來上心靈課程的原因，正是因為那時出現感情的糾結，我透過鏡子靜心，帶她重新看見自己、看見先生。

　　「妳的身體很腫脹喔，我幫妳順順氣，疏通一下！」我讓薇薇平躺下來，試著運用阿育吠陀孕婦療程，替她淨化並舒緩身心。

　　「好痛啊，可不可以麻煩輕一點──」我才剛抹油，輕輕用手碰觸到她的肌膚時，就聽她發出一陣哀號。

求助症狀：
一碰就痛，身體像吹氣球般膨脹

　　身為護理人員的她，原本身材屬於勻稱健美的 Pitta

型[1]，可見平日就十分注重體重管理，而且對於靈性層面深感興趣，嘗試多方涉獵，在某次機緣下輾轉來到我的課堂。

薇薇平日醫院工作繁忙，每次前來上課總是匆忙來去，因此多年下來只學到一些簡單的課程，從來沒有做過身體調育。

「薛老師，我先走一步喔！」我對她微笑、點點頭，內心卻隱隱感覺到，那時的她似乎卡住了，但她還沒有願意打開那扇禁錮已久的大門。

不知道過了多久，就在我疑惑為什麼這麼久沒看到她時，突然接到來電：「薛老師，好久不見了，我要預約課程……。」

當久違的她挺著圓滾滾的肚子走進教室，簡直就像變了一個人，幾乎讓人認不出來。一問之下，才知道這是她懷的第 3 胎。

然而，不單是懷孕的關係，身體腫脹、氣色暗沉、精神也無精打采的她，體質已經轉變成非常沉重的 Kapha 型。

懷孕期間情緒變化，來自多種因素，包括身體壓力、新陳代謝或雌激素和黃體素等荷爾蒙引起的，荷爾蒙水平明顯影響腦部的化學物質。尤其在第 3 孕期即將邁入分娩時期。

因為孕期密集，無法好好休息，導致體質改變，外觀像吹氣球一路膨脹，除了反反覆覆的過敏性鼻炎，肌膚也

會異常敏感，輕輕一碰就會產生明顯痛感，這才有了開頭的那一幕，我請她躺在診療床，為她鬆開身心的糾結。

症狀溯源：
孕期密集未獲修護，負面心態影響生理

「我擔心自己會不會是產後憂鬱？」自知身材走樣的她，一坐下來就這樣說。

「妳只是身體氣脈太塞了，需要先釋放這些淤塞的部分，釋放之後，身體的敏銳度也會出來！」因為阻塞的身體會處於一種煩雜的狀態，就會讓人失去耐心，就像我們身體不舒服的時候，就不會想要好好聽別人講話一樣。

「妳需要先釋放淤塞的氣脈。」我說。

懷孕過程，孕婦需要大量補充營養素，但她卻常常沒有胃口，有時候一天只吃一餐。

「妳都吃什麼？」於是我問她。

「有時候只喝一碗白粥，或是喝一些簡單的流質而已，我知道這樣對寶寶不好，但就是沒有食慾啊！」她面露難色地說：「也因此目前胎兒明顯體重過輕，被醫師嚴重叮囑過，而且先前兩個月還出現妊娠毒血症，喝了高劑量難喝的處方藥劑……，其實我對於第 3 胎沒有任何期待，時常有『為什麼又懷孕』的煩膩感，而且對小孩變得非常不

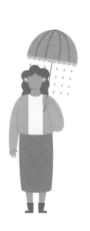

卡在一個女性意識開始抬頭，
並有所實踐的年代，
雖然從小受過良好教育，
但對外界傳統的思想框桔，
不免壓抑自己，甚至懷疑。

耐煩，控制不了伺機而出的怒火。儘管我也知道『4個籃子』[2]的療育過程。」

但情緒起伏不定，有時覺得自己很幸福，有時又覺得自己被困住了，「家」就是這樣的甜蜜又令人感到負擔的壓力。

因為一個人的生命，奠基於在母親子宮裡的狀態及早期經驗，其中可分成4個階段：受孕、受孕期、分娩的過程、最初的6年，又稱為母體胚胎4印記。父母的身心靈反應，可說都牽動著寶寶未來的發展。

她因為密集懷孕，身體沒有得到充分休息以幫助修復完整，造成全身腫脹，加上家庭庶務的困惑與複雜心情，形成負面心態影響到生理，內外交迫之下，導致全身經絡瘀堵，成了如今「內外失守」的局面。

溯源調育：
阿育吠陀孕婦療程，帶來身心舒暢

⊙呼吸療育，釋放毒素

孕婦不適合激烈律動，我先透過簡單的呼吸療育，啟動身心，進入熱身狀態。另外，在她第一胎原本懷上雙胞胎，後來發育較小的那個孩子夭折了，只好被迫剖腹，同時把經脈都切斷了，造成氣息失調，需從練氣做起，才能解決身體淤塞的問題。

⊙強效冷紮，改善母體健康、疏通淋巴鬱結、過敏性鼻炎

做完呼吸法後，開始進行阿育吠陀的孕婦療程。

皮膚有著不同受體，進行療程時，只是輕輕觸碰到薇薇的身體各處，且尚未出力下壓，她都會感到疼痛。由此可知，她的淋巴循環阻塞嚴重，包括胸側、鼠蹊部、大腿都是。

我先用阿育吠陀強效淨化冷紮療法，因為她的狀況已是長期性，需要使用此療法淨化掉這些毒素。

人體有五大循環系統，某些區段特別冰或特別熱，意味著動脈跟靜脈系統出了問題，透過阿育吠陀強效淨化冷紮療法，並從飲食著手，有助恢復 Pitta 能力。後來很明顯地，做完肩頸跟雙腿的部分，整體好像消腫了之外，可以躺著進行按摩。

⊙鏡子靜心，重新看待父母和伴侶關係

上溯導引到父母關係，她一直對於身為職業軍人的爸爸心有芥蒂，由於長年不在家，覺得媽媽承接了比較多父親的情緒，相對之下，媽媽成了辛苦的一方，這也影響她的金錢觀念、自我認知，彷彿內心時常有個聲音在說：「為什麼是我？我好像不值得，怎麼可能會這樣？」她的丈夫也時常反問她：「難道這樣不好嗎？我選擇妳不對嗎？」這些回應也消解不了她內心不斷增生的疑惑。

在整個鏡子靜心調育過程裡面，我們慢慢進入到父母關係當中，帶她看見一個粗獷理性，一個細膩感性，各自有各自的承擔，那時的她才理解到原來父親肩負一份責任，是他的付出，才讓母親無後顧之憂，帶來家的豐足。

慢慢地，導引她可以越來越釋放心理的壓力，身體的腫脹、疼痛和淤塞，也隨之緩解很多。

當次療程回去之後，我叮囑她攝取足夠的營養，減少豆類製品，盡量補充礦物質，多吃綠色葉菜類，她的身形也漸漸有了轉變，從 Kapha 回到 Pitta 的體型，而肚子裡的寶寶體重也開始飛速成長，到分娩前已達到該有的標準值。她深感不可思議地驚嘆著。

此外，我請她回家都要做阿育吠陀的鼻壺淨化，過敏性鼻炎因而緩解很多。還有本來很容易在季節交替之際，好發感冒等症狀，如今也很少感到不適了。

本次調育內容

◎調息呼吸法◎鏡子靜心
◎阿育吠陀孕婦療法
◎阿育吠陀強效淨化冷禁療法
◎自行居家調理
◎阿育吠陀鼻壺淨化

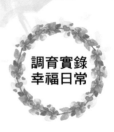

調育實錄
幸福日常

　　後來的她，順利產下健康的第 3 胎。剖腹產的隔天已可下床走動，復原和體能也比前兩胎好，身體原先瘀結的部位都消失，且恢復該有的彈性與循環，即使深層按摩，也不再感到疼痛。

　　透過身心調育感受到實質的幫助，包括產後調理、情緒平衡、泌乳激素等各方面，狀況都有良好的復原，乳汁也比起以前更多了。

　　她對我說：「老師，妳要不要母乳肥皂？」

　　我笑笑地答：「這個就不用了啦。」

　　看著她重新找回當媽媽的喜樂，就是回饋於我的大禮了。

1

阿育吠陀三大型體（Dosha）

- Pitta（琵塔）：肝膽型者，體型中等，火元素充足，當面對緊張焦慮壓力時，較易喜形於色，但情緒來得快也去得快，最容易被攻擊的部位便是消化器官，因此容易產生毒素，需進行淨化排除。
- Kapha（卡琺）：淋巴型者，體型較大、腫脹，且易感疲累，當檢查經脈時多呈現空的、垮的，體力、精力都差，肌肉鬆垮無力，就需要緊實（針對鬆垮）和循環（排除腫脹）。
- Vata（娲塔）：神經系統型者，臉型和骨盤皆小，具有藝術家性格，但記憶力差，身體多小病小痛。

2

4 個籃子：第 1 個籃子（從準備受孕、受孕的時刻到懷孕的頭兩個月）、第 2 個籃子（從孕期第 3 個月開始，一直到分娩前母親感到陣痛）、第 3 個籃子（實際分娩的過程）、第 4 個籃子（孩子終於出世到出生後的頭 6 小時）。

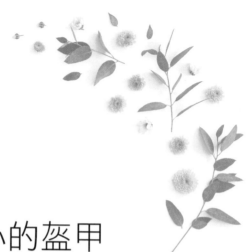

1-2

打開
禁錮身心的盔甲

臨床上，深受皮膚困擾的案例，多半有著壓抑性格，往往也不容易表現出起伏的情緒，於是我引導他透過皮膚的表徵，重新認識自己……。

個案小檔

Billy 45 歲／男性

身為建築業，長期疲憊且內向，缺乏自信心的他不善與人相處，全身長滿奇癢無比的紅疹子，屬於阿育吠陀三大型體中的 Pitta 型。

除了大家熟悉的生氣、焦慮、傷心之外，不易被發覺的負面情緒，像是「沒有自信」、「恐懼」、「不安」等，都會透過身體機能反應，浮現在人體脆弱的部分上。

「仲玲老師，這是我弟弟，請妳幫忙看看！」一進門，Billy 的姊姊搶先發話，一旁站著憂心忡忡的老母親，後頭呆站著一個高瘦的男性，就是本次的主人翁。

「老師好！」靦腆內向的他大約 30 來歲，氣色卻十分暗沉，特別是唯唯諾諾的談吐和舉止，讓我相當好奇。

初次見面，就看見 Billy 的手肘乃至手腕、掌背處都已成了重災區，反覆抓過又癒合的疤痕，促使皮膚顯得粗糙晦暗，有些觸目驚心，而且他還不自覺地用右手指甲來回刮著攤在大腿上的左手臂……。

求助症狀：
皮膚困擾者，長年的情緒壓抑

Billy 是在姊姊的安排下，為了困擾多年的濕疹而來。

過去，已經為此前前後後看了許多中西醫，他的父母甚至求神拜佛，找了各種旁門左道的民間療法或偏方，仍是不見效，還搞得全身起滿疹子，奇癢無比。

他們對於這次前來諮詢，原本不抱持太大的希望，卻仍期待有一次可能的機會。

「我在工地作業，時常與水泥、磚塊為伍，身處飛砂走塵的骯髒環境，回到家不免沾染一身厚厚的灰……，是不是因為這樣造成過敏原因呢？」Billy 斷斷續續地回想。

「有可能喔，他平常也很少去其他地方！」、「對啦，一定是這樣！」媽媽和姊姊則在後頭替他應聲。諮詢時，發現他的頭腦思路較為單一化，說起話來有些吞吐不明。

初步觀察之下，發現 Billy 長期受到父母和姊姊們美其名的「照顧」，實則過分關懷的壓力，無法為內在真實的自己發聲，讓本該展現成年男子成熟與獨立的他，呈現不合年齡的侷促、不安和呆板。

我構思著有必要依循脈絡，運用趣味的方式，引動他的好奇心，才能深入淺出地破除連他自己都無法覺察到的盔甲，帶領他走進探索療育的大門。

臨床上，大多數深受皮膚困擾的案例，多半習慣壓抑性格，往往也不容易表現出起伏的情緒，於是我引導他透過皮膚的表徵，重新認識自己。

首先，我帶領他認識「胚胎的印記」，因皮膚和神經系統師出同門，都是由同一個胚胎形成，因此當情緒找不到出口，身體的淨化功能又失衡時，就容易反應在皮膚上，於是就被稱為胚胎的印記。

若是沒有找到根源，即便使用了藥物，也只能暫時勉強壓制當下不適、不潔的情況，一段時日之後又會反覆再

起，而且會越來越頻繁。隨即，我藉由香氣人格的探討，他的眼神越發專注，也開始變得炯炯有神，我知道已經開始打動他，引發他對自己的好奇心。

症狀溯源：
香氣抓周，找尋安身立命的價值感

聽了我陳述的幾個特質之後，他認為自己屬於「根部類人格」[3]，而後開始「香氣抓周」[4]，讓他為自己當下的身心能量尋找蹤跡。

其中，不僅多次出現又最喜歡的氣味是「依蘭」，倒是鮮少有男性喜歡這個充滿花香調的氣息，顯然地，他的內在渴望找尋安身立命的價值感，又渴望綻放生機。

它的主要作用可重新讓人燃起熱情，若是又想增加對世界的好奇心，則可以加入萊姆精油，讓人保有原始的赤子之心。

他迫不及待地說：「這個很適合我！」但又左顧右盼，望著陪伴他前來的家人，似乎隱隱感受到有難言之隱。

於是，我打開電腦搜尋麥可·尼曼（Michael Nyman）為《鋼琴師和她的情人》（*The Piano*）所做的配樂 *The heart asks pleasure first* 播放給他聽，並說明這部電影是在描述啞巴少婦追求情慾的自主獨立。

配樂充滿著可以穿透身軀的情緒，與可以依附個人的音符，在華麗浪漫、激昂又不失旖旎的琴聲中，傳達了所有說不出來的話，與表達不清楚的感受，就像歌名所示「心靈渴望歡樂」，我們聽到一種完整的生命——企圖讓心靈與肉體對話的掙扎感。

　　此時的他，竟然一邊聆聽，一邊用手指打著節拍，眼睛微微閉上，頸部後仰，嘴角上揚地沉浸其中。

　　「從未見過弟弟這個模樣！」一旁大姊見狀忍不住笑出聲來。

　　讓她想起之前跟弟弟因為宗教之故，曾一同出國上課，一次在遊覽車當大家昏睡之際，突然有人點唱卡拉 OK，一副好嗓音就像原唱重現般，喚醒了大家，忍不回頭看到底是哪位歌唱高手，她也不例外，沒想到跌破她的眼鏡，竟是自己的弟弟！

　　這個從來不敢任意展現自己，總是躲在房裡不跟人互動的弟弟，原來是歌神。

　　在一旁聽到的父母也欣喜地看著他。她的讚美敲醒了原本沉浸在樂聲中的 Billy，他眼眶微紅，盈滿淚水，早已渴望多時被家人肯定的讚許，如今終於盼到了。

　　他的耳朵瞬間害羞地紅了起來，嘴角卻比剛剛的上揚程度越發明顯了，就像一個孩子拿到獎狀被父母稱讚般，滿是歡喜。

溯源療育：
重新找回生命自主力量

⊙香氣抓周

　　同時，透過視診發現 Billy 的臉部多處長小痘痘、臉頰則有微血管上浮且出現細微直線，也看見皮膚失衡的端倪。

　　分析其臉部皮膚徵狀與心理情緒的關聯性，引導他發現日常生活的盲點，特別是飲食習慣。

　　經過這次諮詢後，我要求他一天塗抹數回處方用油（居家調理），除了含有「香氣抓周」的依蘭、富含天藍烴的西洋蓍草、用以增加對世界好奇心而不顯得呆若木雞的萊姆，還加了穗甘松這種特別擅長助人回歸自我，又因壓抑情緒引起的皮膚問題，以及帶來勇氣與力量的馬鬱蘭、歐洲赤松，且調和了金盞菊油、杏桃仁油。

　　我交代他第二次療程務必獨自前來，因為要開始深入他的內在，若有家人在，勢必無法全然的信任與敞開。

⊙調息呼吸法

　　第二次諮詢進一步探討人類最古老的情緒：恐懼，讓他對恐懼有一些基本認知，包含恐懼會表現在：精神上、當下肉體、免疫系統、能量反應、生理運作上，當這 5 個層面皆是壓力時，就會形成一連串的生理機轉。

過程中，我發現他有明顯的呼吸問題，於是建議練習調息呼吸法（Pranayama），以及深入父母關係的療育與重建。透過慢慢引導，他逐漸卸下心防，娓娓道來「盔甲底下的自己」與家人之間的互動模式。

⊙舒緩 SPA、大地之母的腿部根基療法、顱腔熱油淨化療法、電影賞析、內在小孩工作坊

看起來忠厚老實的他，家中排行第三，母親孕期因打理農務，在第 7 個月早產，下有一個弟弟、上有兩個姊姊。

由於早產影響天生的生理與心智狀態，他總是忍不住拉青屎，還屢次被母親數落毒打，也因家境窘困，小時候對鄰居家供桌上的供品垂涎欲滴，有時忍不住偷吃，讓母親顏面盡失。覺得這個孩子太難帶而刻意排擠，弟弟卻是聰穎機靈，嘴巴又甜，特別擄獲母親與長輩的歡欣。

但天性淳厚善良的他，即使長大後常被無理要求，也不想忤逆，於是開始習以為常地躲在自己小房間裡，沉浸在布袋戲的世界，對於外面的世界慢慢地失去興趣，形成了初次看到那種單一直線型的說話方式。

他也透露，平日就是規律上班、回家看布袋戲，沒有什麼朋友或玩伴，並害怕跟人過多的接觸。由此可知，這份深層的恐懼長期佔據著他。

他的原始型體屬於阿育吠陀 Pitta 型，加上過度疲憊，是典型活在他人限制之中，身體無形中累積了很多毒素。

我選擇「舒緩 SPA」讓他全身性塗抹後進行 30 分鐘泡澡，運用同頻共振原理幫助放鬆，接著進入「大地之母能量點根基療法」及「顱腔熱油淨化療法」（Shirodhara），從中得到淨化與舒緩。漸漸地，他整個人開始放鬆下來，彷彿得到深度的療育，重新找回生命的自主力量。

　　爾後多次藉由《鬼胎記》、《少年 Pi 的奇幻漂流》、《全面啟動》、《重返榮耀》、《深夜加油站遇見蘇格拉底》、《我的母親手記》、《讓愛傳出去》、《香料共和國》、《星際效應》、《阿凡達》、《分歧者》、《想飛的鋼琴少年》、《黑蝶漫舞》、《Illusion》等多部饒富寓意的電影劇情，深入淺出、趣味橫生地引領他深度探索自己，並邀請他參加結合靈氣與內在小孩心理學的理論、技術應用的工作坊，幫助釋放積壓於內在的沉重包袱，重新點燃內在小孩無限創意與希望的渴望。機緣成熟後，他也同赴法國芳香之旅和印度、馬來西亞啟靈之旅，生命從此脫胎換骨。

本次調育內容

◎香氣抓周、調息呼吸法、自行居家調理

◎舒緩 SPA 放鬆三大神經系統

◎顱腔熱油淨化療法

◎大地之母的腿部根基療法

◎靈性電影研討賞析

◎靈氣內在小孩工作坊

◎回歸原始力量——聖境啟靈之旅

依蘭精油的調育功效與應用

從依蘭精油的化學結構探討起，在調油當中，最常扮演畫龍點睛關鍵角色的便是依蘭，它又名香水樹，是少見的花朵類多分子精油，分子複雜卻又完整，尤其比例均勻，且高達 40% 的倍半萜烯（Sesquiterpenes）。

倍半萜烯是一種使人回歸自我，能找到自我價值及生命終極意義，又含稀少的大根老鸛草烯，所含的酯類及苯基酯都安撫力超強。

這種倍半萜烯＋醚＋苯基酯結合在一塊兒的成分，讓人有重新活過來的感覺，恢復蓬勃生機，又有被重視、被欣賞、被愛的感受，彷彿突然對世界又有了期許。

這 3 個成分的組合所產生的效果，就是著名能解除心悸並驅離不敢表達的障礙，所以適合與含有天藍烴的藍色精油調和塗抹在心輪與喉輪，例如德國洋甘菊、西洋蓍草，適合需要在真實生活化為行動、真實的表達出來時使用，而這種含天藍烴的藍色精油，正好很適合用在濕疹等皮膚問題上，具有很好的消炎效果。

此外，依蘭在使用上，劑量宜低，稀釋 100 倍之後，氣味聞起來十分高雅。

依蘭因多採循環水蒸餾法而非傳統蒸餾，也因此依蘭通常沒有純露，100 公斤花朵可得 3 公升精油，因此價格不算太貴。

　　此外，它對血清素的生成卓著，可以產生平和自信的感受，卻不自我膨脹，適用於甲狀腺機能亢進者，讓人因認識自己、瞭解自己而不受周遭環境影響，可以偶爾改變自己來配合，但長久而言，不需為了工作、愛情或其他追求而放棄自己的步調，也適合找不到自己定位和價值的人使用。

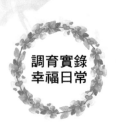

　　關於三大神經系統的放鬆，適用於所有人身上，不只身體會得到放鬆，大腦也會感受到平靜，主要是身體的督脈和任脈，接下來也可接著進行背部按摩，紓解因壓力積累的肌肉緊繃，在這按摩的過程當中，除了可使人感到深度放鬆以外，也會因雙手的緩慢撫觸而帶來溫暖、被支持呵護的感受。

　　若一個人的恐懼情緒較強，生活充斥著被自己所幻想的恐懼思維佔據而杞人憂天，大腦過度使用之後，反而會變得非常枯竭而失去生機，導致想法非常固化、固著，或有強烈的控制慾。

　　這些類型的人就要用阿育吠陀顱腔熱油淨化療法，且要配合肩頸的放鬆按摩，才能讓額動脈的血流和氧量送入腦部，就有能力轉移過度集中在大腦的意識狀態，鬆綁過度固著緊繃的思維，告別「頭腦頂叩叩」的情況。

　　阿育吠陀顱腔熱油淨化療法猶如一種外在的靜心，配合個案本身的狀態，以產品的振頻來達到靜心之效。

沒有自信、恐懼、不安等，
不易察覺的情緒，
會透過身體機能反應，
浮現在人體脆弱的部分上。

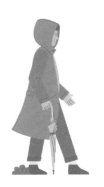

③ 根部類人格：具有沉穩的性格，也可能流於單調、呆板、固執等。

④ 香氣抓周：由於頻率間的互相共振與吸引，各種精油與人類行為特性有其對應，透過抓周的方式，當下連結到個人的生命情境與情感，而能獲得符合當前需求的精油。

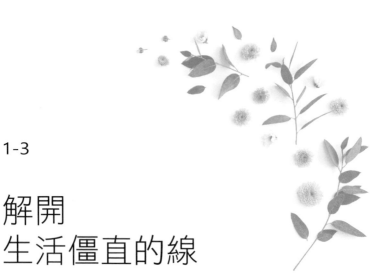

1-3

解開
生活僵直的線

　　孩子在國外念書，讓退休的 Tommy 常常獨處。

　　即使在事業上有成就，回到家裡卻感到孤寂，過去繁忙的工作導致婚姻破碎，因為無法給予足夠的時間和陪伴……。

個案小檔

Tommy 50 歲／男性

金融業白領，因胃潰瘍而切掉了 3/4 的胃部。臉上的白斑讓他感到自卑，與他人對談也不會直視對方。內心充滿思緒，卻無法向人傾訴。

保護色是動物身體的顏色會隨著環境而改變，是為求生存、適應環境的方式。而人也會為了保護自己，替自己套上保護色，將自己與周圍的環境結合起來形成安全感。

　　我想 Tommy 也是如此。Tommy 是我早年接觸的個案，身高 178 公分，皮膚特別白皙，就是一般尋常的男性，但引人注目的是，他的臉上有許多彷如被漂白過的色斑。

　　剛接觸 Tommy 的時候，就發現他是一個非常難以親近的人，說話時極度冷漠，一接近他的身邊，周圍的空氣就像是凝結一般讓人窒息。對談過程中，總感覺他心中隱藏著心事，無法向人傾訴，於是用一條直線劃分出與他人的距離。

求助症狀：
內心紛擾，無法向人傾訴

　　我想，也許是因為臉上的色斑，讓他在與他人的互動中，就像是穿山甲般，將自己牢牢包裹住，並且在自己與他人之間畫下了一條分界線，不准他人接近，也不讓自己踏出去。

　　「我想一次付清這幾次課程的錢。」雖然 Tommy 在互動過程中，總是低頭且都不會直視我，但我想他在首次接觸時，有感覺到深層的釋放與放鬆，所以他想要長期的配合。

症狀溯源：
切胃手術，身體狀況一落千丈

我們在做療育之前，都會透過與被療育者的對談，來溯源症狀，藉以提供調整方案。但 Tommy 的話不多，想要深度探討造成今天的原因，很難。

「Tommy，之前是做什麼工作？」

「以前我在金融業。」

「那現在呢？」

「之前因為胃潰瘍，切掉了 3/4 的胃。」在諮詢問診上得知，他後來臉上長了白斑，身體狀況一落千丈，不得不提前退休，轉而在幕後操盤。

因為 Tommy 將自己深深包圍起來，與他的互動一直無法順暢，我們只能夠用平常對於芳香療法的專業來特別調配屬於他專屬的配方。Tommy 不願意多做任何香氣抓周或是深度諮詢，所以我們只能藉由觸診和視診來協助。

溯源調育：
釋放緊繃情緒，打開身心之門

⊙芳香療法

起初我們多採用的是倍半萜類的精油，包含大西洋雪

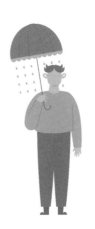

人也會為了保護自己，為自己套上保護色，
將自己與周圍的環境結合起來，
形成安全感。

松、廣藿香，特別適合外剛內柔的人，這種人只是無法將內心的想法表露出來。

精油裡也包含了熏陸香，可以處理過往焦躁不安的情緒，尤其是適合有腸躁症、胃潰瘍的症狀者，再利用印度乳香打開 Tommy 內在的覺知，以及黑雲杉這種帶有酯類的單萜烯松科精油，既有助於放鬆，又可提氣。

接著使用佛手柑、羅馬洋甘菊和苦橙葉等酯類，以及芳樟、玫瑰草與花梨木等精油，讓 Tommy 釋放緊繃的情緒，同時帶來海底輪的支持，讓他感受到更多的安全感，之前就是因為海底輪失衡，才會對外界感到緊張、恐懼，將自己困於內在深處。

⊙芳療按摩

經過了大約 2.5 個月的課程，Tommy 突然抬頭看著我說：「謝謝。」

他與兩個月前的冷漠完全不同，眼神非常柔和，在療程中也逐漸放開心防，帶我去認識關於他的過去，而我也帶他瞭解到身體與心靈是可以合而為一。

接下來所進行的芳療按摩調育內容，初期都是用美國依莎蘭學院的手法，因為它如行雲流水般一氣呵成，並帶有一些立體動作，讓他的身體更能敞開，連結起來有一種延展性，讓身心不再有支離破碎之感。

接著，我們夾雜了瑞典式的肌肉按摩，循序漸進，一直進展到放鬆神經系統以及經脈能量平衡的療法，漸進式一步步進程。同時在療程中，我們結合了頌缽與其他聲音療法，使 Tommy 可以打開更多感官覺受。

　　後來，我們舉辦了芳療茶道、音樂藝術靜心講座，他偶爾也會來接觸。漸漸地，他找到了以前輕鬆自若的感覺。接下來長達將近 5 年的時間，他在我們這邊調育的課程都沒有間斷過，他也開始能夠與人有比較多的話語互動。

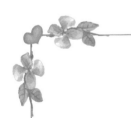

本次調育內容

◎芳香療法

◎芳療按摩

◎聲音療法

◎芳療茶道講座

◎音樂藝術靜心講座

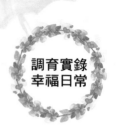

在 Tommy 療程的過程中，我們透過觀念的傳達，讓他循序漸進敞開心房，談及了他的婚姻和孩子。

他的孩子在國外念書，這讓他常常獨處。即使在事業上有成就，回到家裡卻感到孤寂，過去繁忙的工作，無法給予妻子足夠的時間和陪伴，導致婚姻破碎。

但隨著孩子漸漸長大，他們理解了父親的愛是包容的，這讓他釋懷了許多。

在療程中，我們讓 Tommy 感受到生活不再是單一線條，而是能夠更輕鬆自在。透過加入柑橘類的香氣，如萊姆和葡萄柚，喚醒了他對世界的好奇心和幽默感，並引導他回到生命的核心。

於是，他不再只專注於物質豐盛和投資，開始關心大眾事務並參與公益活動。這個案例表明，當感官被活絡時，生活和人際關係都會開始有所不同。

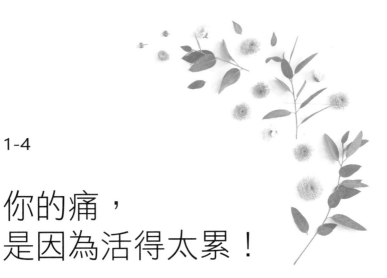

1-4

你的痛，
是因為活得太累！

聽她分享目前的工作情況，慢慢理出一些蛛
絲馬跡，肢體僵硬、容易緊繃、想太多的性格，
原本瘦削的臉上慢慢出現紅色斑點，直到泛成一
大片……。

個案小檔

慶芬 39歲／女性

企業中階主管，面臨繼續留任或轉職高就的抉擇，身
體長期受血管瘤、淋巴瘤、淋巴結節的困擾，也因此
時常請病假，整個人呈現怯弱畏縮的模樣，屬於阿育
吠陀三大型體的 Vata 型。

「薛老師，我想死……。」動作畏畏縮縮、身材瘦弱到近乎皮包骨的慶芬，一坐下來竟有驚人之語。

全身因激動而顫抖的她，看得出積壓甚久的壓力已到了崩潰邊緣，我慢慢梳理她的情緒，緊縮的肩膀才稍微柔和下來。

「對不起，說錯話了……，我受不了自己的直屬上司，好想狠下心離職……，而且臀部與身上多處的腫塊老是好不了……，真的好煩又好累！」在她斷斷續續說話的同時，臉頰上的紅點也陸續冒了出來，直到泛成一大片。

慶芬說，家人都知道她為這件事情煩惱許久，也找過算命師、塔羅牌，答案都是「宜靜不宜動，宜守不宜攻」、「正逢水逆，不適合變動」，讓她裹足不前，最後在朋友引介下來到這裡。

畢業後一直待在這家公司的她，歷經結婚、生子等人生進程，現在已是中階主管，可以知道她對於工作懷有熱忱，內在同時渴望一份安定感。

求助症狀：
帶著滿頭問號而來

「妳為什麼會想要來這裡呢？」我微笑地問她。

「對不起、對不起……，我是不是說錯話了！」她一

臉歉疚的表情。

「沒事的，妳先填一下諮詢表，我們慢慢來就好。」

「其實是帶著許多的問號而來，我覺得老師應該可以幫到我……，也想要問問看，我該不該換工作？」我遞給她一杯溫熱的花草茶，並加入花精穩定心緒，又聽到好幾句謝謝。

隨後，聽她分享目前的工作情況，有一個只會說空話的直屬上司，要下屬積極處理，卻又不肯下放權力，夾在中間的她，常常覺得工作做不完，甚至影響了家庭生活。此時，呼之欲出的爆棚情緒，使她的臉上漸漸地浮出紅色斑點。

我慢慢理出一些蛛絲馬跡，肢體僵硬、容易緊繃、想太多的性格，可能是內在「風」的能量太多，整體評估屬於阿育吠陀三大型體的 Vata 型。

同時，觀察到她瘦削的身體好像有腫塊，便問她：「妳是不是患有淋巴結節，類似淋巴瘤那種呢？」

她的眼神突然一下子望向我：「在我大學時就有了！」

在她國小的時候，本來的甲狀腺亢進，經過治療卻變成低下，大學後腿部關節就慢慢腫一大包，快跟拳頭差不多大，一度令腳踝無法動彈。

「因為從小生病生到怕了，每遇三不五時發作的血管瘤，都得做手術切除，還有淋巴瘤的老問題，需要頻繁進出醫院，已經感到心力交瘁。我曾跟先生說，不如乾脆死掉算了……。」她一口氣說完內心的難過與委屈，眼裡泛起滿是沮喪的淚光。

因為慶芬從未接觸過身心靈療法，過去偶爾聽過一、兩場類似的演講，所以她對自己的身體很是陌生，我向她解釋身體器官與情緒接收體有某種連結，而按她目前的情況，一定跟過去積累的情緒、壓力等，有著重大關聯。

「老師，我到底該不該換工作？」她又繞回到這個話題。

「到底該不該換工作，唯有當妳安靜了，放鬆下來的時候，內在自然會出現一個清楚地感受，也許就是內在的指引！」

因為不管說 A 或 B，頭腦正在打架的她，神經的連結沒有辦法順利傳導和連貫，根本無法好好思考這個問題。

慶芬說，她以前成績很好，爸媽對她的要求也很高，因此深怕自己表現不佳，升上高中之後，因為身體的關係，成績無法像以前名列前茅。

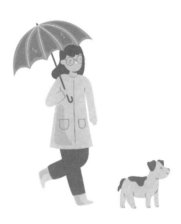

信念會創造人生劇本，
此時的她正視自己的認知，
生病的原因原來是某種頻率的召喚。

過去常常擔心自己做不好，但發現每次只要一生病，就可以有藉口不用考第一名，媽媽會特別關心和照顧，也就不會過度要求……。

她可能沒有意識到，其實是用「生病」作為逃避的理由。

我試著幫她稍微按摩，發現她的左右脈很不協調，屬於右脈的交感極強，又不自覺一直用右脈的能量。

「曾經想過，如果我生重病的話，是不是就可以不用念那麼多書？」慢慢引導之下，她講出了一個重點。

「什麼時候開始發現這件事？那時候是甲狀腺發病之前的多久呢？」經她回想，正是在國中時期前後。

信念會創造人生劇本，此時的她才得以正視自己的認知，原來會生病的原因是某種頻率的召喚。

溯源調育：
找回內在平靜，找回迷失自己

⊙第一步驟：

身體律動、內氣平衡（協助自律神經與器官深層放鬆的儀器）、德式韻律按摩、整體復原重建療法、花精療法、乙太體淨化修復療法。

「現在開始都不要講話，避免擔憂想法佔據大腦思維，

我們先透過身體律動的頻率，讓內在安靜下來，唯有頭腦安靜了，妳的心和腦才能夠結合在一起。」

因為她的內在有太多恐懼和焦慮，我先從動態靜心開始，讓她做身體的律動，盡可能用力踩地，而且要發出聲音，透過很大的肢體動作打開自我，釋放深層的壓力。

當她開始比較放鬆之後，就不會一直呈現緊縮的狀態，也就不會頻繁地說「對不起」。律動過程大概持續半個多小時，之後才開始芳香療法按摩，並結合乙太體淨化修護療法，梳理氣場層及整體復原重建。

整體復原重建的方式，主要針對神經反射點進行神經皮節疏通、緩解粘黏阻滯，以協助神經傳遞訊息順暢。

「老師，這裡會痛……。」慶芬有很多的結節在表層，並不適合重壓，特別是身體關節的腫脹處都不太能碰，而且一旦按摩太多，身體沒有能力淨化這些從動、靜脈和淋巴系統排出來的毒素時，反而會造成負擔。

於是，我採用德式韻律按摩，與協助身體過度陽亢的經脈能舒緩下來之經脈補瀉技巧及長推手法，透過按摩於神經系統走向的方式，讓她放鬆下來。

「我的身體從來沒有這麼輕鬆過！」那次按摩大概進行一個小時，因為她不適合太長時間。初期還搭配做了開呼吸的動作，調節過去只運用上半段呼吸的侷限。

心癒力

乙太體淨化修護療法的調育功效與應用

這是結合水晶、樟腦、植物能量波振頻、特殊黑鹽、新鮮花朵，在氣場氛圍的撫觸之舞。

生命的壓力、痛苦、負面想法與情緒，會讓人體的乙太氣場受損，進而影響健康與運勢，容易生病、疼痛或無來由的情緒低落，亦容易受負面能量所侵擾。

植物能量振頻、特殊調育手法，能淨化乙太、星光等各個氣場層，讓脈輪與經脈能量重新流動、鞏固強化能量金鐘罩，讓身心寧靜清新，並開啟心智模式。

肉體及內在的能量阻滯與匱乏，會讓人無法應對當下的生命。

所以，此療法同時從肉體及精微能量兩個方向著手，結合了原本整體療法放鬆及鞏固身心的按摩，再用火光淨化乙太體，並同時運用植物精萃元素的能量振頻，修護氛圍場。

⊙第二步驟：飲食調整

　　她提到，家人說她吃東西很像貓的食慾，小小份的，經常一碗麵還沒吃完就已經飽了。人的身體一次只能夠處理一件事情，加上當前的身體有太多毒素需要被淨化，因此我簡單提供飲食建議，不要在同一餐吃蛋白質和澱粉，讓不同酸、鹼性的食物可以分開來消化，避免停留在胃裡過長時間，才不會有礙健康。

　　再者，就是補充礦物質和蛋白質，至少每餐要有40％的綠色葉菜類，盡量在餐跟餐之間才攝取維生素，也就是說，水果放在早餐過後到午餐之間或下午茶，下午5點過後攝取蛋白質，而且一次只選擇一種肉，讓飲食簡單化。

　　等我說畢，她就立刻在手機上勤做紀錄，待離去並搭上捷運後就傳給我：「老師，請妳幫我看一下，有沒有寫錯的地方？」果然是一個知識型的人。

　　當她開始越來越往內覺察的時候，關於跳槽與否這件事，其實就有了決定。

⊙第三步驟：雷公根精粹原液調理

　　此後，她一週前來兩次工作室，持續了一週後，在她的臀部靠近大腿處腫了一小包，大概是50塊銅板大小、很硬，不到兩三天，迅速地擴散開來，就變成了一個拳頭大且發燙，讓她非常沮喪。

　　「我只能坐大概1/5的椅子，不然那個位置的神經跟

肌肉拉到都會痛，甚至連上個廁所都有種撕裂感！」這段時間，慶芬剛好接到一個公司面試邀約，歷經人生的魔考，而這個突然出現的腫塊，似乎也提醒她該好好正視身體和內在，一個是相對安穩又熟悉的工作環境，一個是不確定性高又有業績審核壓力。

我對她說：「以妳的身體，是否不適合太操勞？現在的公司可以讓妳隨時想請假就請假，是因為人家知道妳的狀況，對工作充滿責任感的妳，到了新環境肯定得戰戰兢兢……，千萬不要為了所謂的成就感，把身體賠掉，豈得不償失？」

面對眼前迂迴的考驗，她於是斷然拒絕第 5 次的面試邀約，突然感到身心瞬間豁然開朗，放鬆下來。

此時，我開始用雷公根液作為修復大腦放鬆的第三個步驟，幫她處理並溶解這些毒素，再透過濕敷、阿育吠陀強效淨化冷敷療法、淋巴導引的處理，達到淨化溶解的效果。

請她回家後，每天使用棉布沾雷公根液和軟化原液，再用保鮮膜覆蓋在腫塊上，覆蓋 15 分鐘，並持續書寫我列給她專屬的「大腦思維模式改變」文字 49 天。

「現在只需要每天回去認真敷就好！」除了敷藥草配方以外，每天早晚都練一下呼吸、泡半個小時放鬆神經的原液，大概持續一週半，屁股上的腫塊已經消解到只剩一點點，最後完全消失不見了，睡眠品質也有了大大改善，彷彿所有的烏雲慢慢從天空散去，看見久違的陽光。

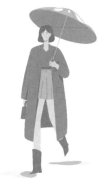

重新調整自己的靈魂設定，
彷彿所有的烏雲慢慢從天空散去，
看見久違的陽光。

本次調育內容

◎身體律動◎淋巴導引

◎德式韻律按摩

◎阿育吠陀強效淨化冷紮療法

◎整體復原重建療法

◎呼吸瑜伽

◎乙太體淨化修護療法

◎舒緩 SPA 淨浴

◎花精療法◎飲食調理

◎雷公根精粹原液調理

◎大腦思惟模式改變調育書寫

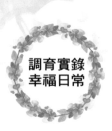
調育實錄
幸福日常

　　透過這次的調育過程，重新調整自己的靈魂設定，她也看到另外一個面向，過去自己用生病來得到父母的關注，其實父母的愛無關成績，她的先生也在生活中給予支持，幫忙接送小孩上下學，讓她能夠全心全意投入工作，甚至在她為疾病所苦時，也都陪在身邊。

　　另一個奇蹟是，慶芬除了沒有跳槽之外，原先的公司還把她升職，那名令她感冒的主管被公司解聘，她不但升了兩級，還代理了主管職務。

　　我對她說：「升遷的話，妳會看到不同的面向，學習到不同的事務，不要老是把責任攬上身，要學習讓別人去嘗試！」看到她現在充滿自信的眼神，也增添了視野及思維的廣度，著實令人相當開心。

Chapter

2

風雨不驚，
爲人生帶把傘！

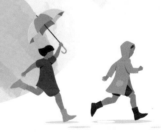

　　學會在風暴來臨之際，為自己撐開一把傘，
而在風和日麗之時，收起過度的防衛，保持身心
的流動與彈性。不管出太陽或下大雨，日子都波
擾無驚。

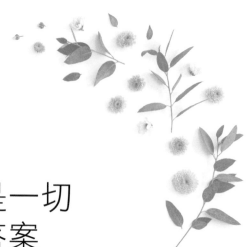

2-1

生命就是一切
最好的答案

　　嫁人之後不僅要上得了廳堂，下得了廚房，還要可以協助家族企業，但與丈夫之間的關係可以說相敬如「冰」，壓力很大卻無人可以傾訴……。

Milly 46 歲／女性

身材纖細、手長，身高 167 公分，皮膚白皙，留著一頭烏黑大波浪捲髮，是一個非常注重外型的女性。原始型體為 Pitta 型，也是四大型體裡面的肝膽型，在第一次調育時轉變成神經型，也就是 Vata 型。

Milly 是一個讓我印象非常深刻的案例，起初她來諮詢，直接想要報名調育課程。但在一開始的接觸，她完全不透漏個資，例如工作型態、真實姓名，就連付款時信用卡簽單上的簽名，都是日文。

雖然在我的職業生涯中，遇到很多注重隱私的個案，但像她這麼小心翼翼的人並不常見。

求助症狀：
陽能量過旺，引發頭痛

「我經常頭痛，已經嚴重影響到生活了，聽我朋友說妳這邊可以幫我緩解痛楚。」Milly 來諮詢課程時說：「另外胃口也比較小，常常沒有食慾。」

「妳有沒有觀察過頭痛的好發時間？或是頭痛的部位？」她示意了經常疼痛的位置，是太陽穴和後枕骨的地方。

這種類型大部分是緊縮型頭痛，又叫做緊張型，因為壓力、焦慮而導致肌肉緊繃，引起頭痛，所以我就檢查了她的後頸處。

體內有陰陽兩種經脈，假設她的後頸很僵硬，這種就是屬於陽能量過旺的現象。

我們的頸動脈兩邊會有大動脈將血液及氧量送到大腦，如果 Milly 的後頸有緊繃、沾黏的情況，或是一緊張就

下意識聳肩，也會讓肩頸長期呈現繃緊狀態，那麼，氧氣就無法順利輸送到大腦，從而引發頭痛。

症狀溯源：
無法宣洩的情緒，影響身體的運作

「我的頭痛大部分都是在下午比較明顯。」她聽完我的解釋，回溯著自己平時的狀況，發現只要在開會前後，頭就會特別痛，即因工作壓力所致。

找到了頭痛的可能原因後，我又問了日常飲食習慣。因為工作關係，她常常沒辦法好好吃飯，也沒有什麼胃口，經常錯過用餐時間，就隨便找個東西囫圇吞棗充飢，再加上需要應酬，又不得不吃，導致白天常常脹氣。

Milly 天生是屬於 Pitta 型，四大型體是屬於肝膽型。Pitta 型的人最主要影響的部位就是肝和膽，這兩個器官剛好是我們一遇到壓力的時候，就會影響到消化酵素的分泌，造成嚴重的便秘問題。

也就是說，她的負面能量並沒有宣洩的出口。一般來說，如果聽到個案有腹瀉情況，我們會覺得比便秘的人來得好一些，因為至少他們的負面能量有地方可以宣洩出去，然而便秘者絕大多數是源於極度壓抑，他們都把焦慮等負面能量內縮，而 Milly 又因為缺乏礦物質，進食速度過快且不正確，影響到身體的運作。

溯源調育：
心靈調育，感受生命的敞開跟自由

⊙ 吃對東西，吃對時間，飲食習慣的調整

　　所以我建議她平日先多攝取蔬果，每一餐至少都要有 40% 的礦物質，也就是補充大量綠色葉菜類的蔬菜。考量到晚上要應酬，因此請她至少在白天的時候，多吃礦物質，蛋白質可以改到晚上的應酬餐桌上。

　　「如果可以的話，只選擇一種類型的蛋白質，讓餐食不要過於複雜，避免造成肝膽的負擔。」因為身體要消解這麼多不同類型的食物，需要花費很大的力氣，Milly 體內的能量還沒有被帶動起來，如果一餐裡面有各種蛋白質，就會消化不良。

　　另外，餐食要吃對方法，就可以改變體內的環境。蛋白質需要在酸性酵素環境才能分解，而澱粉和根莖類碳水化合物類型的食物，只有在鹼性環境消化酵素下，才能分解掉。然而，身體消化酵素只能夠一次選擇做一件事情，無法同時分泌鹼性消化酵素和酸性消化酵素，今天若是同時攝入蛋白質與澱粉，身體會優先處理比較難消解掉的蛋白質，只會分泌酸性酵素。如果我們每一次都同時吃下澱粉及蛋白質，那麼澱粉類的食物就會一直被擱置，導致身體呈現酸性環境。

　　澱粉長期在酸性環境下，不但沒辦法被分解掉，甚至

本來應該 2 到 4 小時就要被消化掉，然後產生能源供給血液至全身，它卻無法順利正常運作，反而因為停留在體內過久，導致腐敗，產生過多的毒素，又造成身體負擔。

Milly 的工作型態，導致壓力特別大，若長期吃錯方式，就會讓她處在惡性循環裡無法解套。

Milly 已經有消化系統及排便不良的現象，所以吃的時間很重要。Milly 維生素攝取不足，但是水果會產生酵素，若在飯後吃水果，就容易導致脹氣，因此建議她將水果放在餐與餐的中間。

此外，她很在意臉上的痘痘及細紋，我讓她明白這些毒素是長期積累在體內，不是只在皮膚產生這些皺紋及暗沉現象而已，若是只靠化妝掩蓋，不去處理根源，反而會影響其他五大循環系統，以後會更麻煩，一旦形成慢性疾病就更不好了。所以，那時候的她，才願意開始嘗試改變自己的飲食。

後來一段時間都是每週來兩次，然而每次都很匆忙。

⊙根基療法、氣卦療程結合芳香療法，調和身心的力量

接著，我準備了一個很大的按摩浴缸來配合調育，她看到之後說：「我在家裡的浴缸比這邊還要大、還要豪華，我都沒有在用，怎麼可能有這個時間泡澡？」

Milly 是交感神經極度旺盛的人，初期採用根基療法疏通三大神經，讓她過盛的陽能量現象能夠緩解。

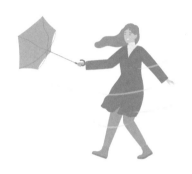

透過芳療打開嗅覺，
經由嗅腦、嗅毛、嗅束，
再進入邊緣系統，進而緩解情緒，
帶領打開更多的感官。

除此之外，還交替氣卦療程協助脈輪的穩定流動及德式韻律等療法，幫助神經傳導順暢與放鬆，因為她的身體似鋼鐵人般僵硬，也結合了瑞典式的肌肉按摩，一邊觀察 Milly 的狀況去做調育。

　　接著透過芳療打開嗅覺，因為香氣透過嗅覺感官進到鼻腔裡面，會經由嗅腦、嗅毛、嗅束，接著再進入邊緣系統，這樣能夠緩解她的情緒，這個療程進行了 6 次之後，搭配頌缽，透過聲音療法，協助打開更多感官覺受。

　　因為她長期處於極度緊繃、高壓的狀態，感官覺受是封閉的，起初都先從身體層面來切入，3 個多月之後，整體狀態已經能夠深層放鬆，甚至有沉睡的現象。

　　「天啊！我在陌生環境是不可能睡著的！」後來她說連回家都睡得很好，排便的現象已顯著改善，一天可排 1 到 2 回了。雖然皮膚暗沉及胃經巡行的區塊暫時尚未改善，但法令紋與細紋有明顯變淺的跡象。

⊙打開感官體驗大自然，原來我以前錯過這麼多！

　　我觀察了 Milly 的調育狀態，覺得時間點差不多了，於是提議調育的課程可以拉到戶外進行。

　　「為什麼在室內好好的，還要到戶外？」一開始，我引導她在大自然中走動，但是我們不太會聊天，她非常不習慣。整個過程，我都在默默觀察她的情況，後來發現她只想看眼前想看的東西，感官依然比較封閉。

我拿出準備好的眼罩，請她把眼睛矇起來。

「我會引導妳走，放心交給我。」一開始看不到會覺得沒有安全感，但在我的引導之下，約莫走了 20 分鐘，最後停在某一處的時候，請她把眼罩拿下來。

映入眼簾的是一片波光粼粼的河面，在陽光映照下楚楚動人，還有一些船隻停靠在岸邊。

「沒想到住在這邊多年，我都沒有好好享受這種被微風輕拂的感覺，原來我家附近有這麼美麗的地方。」這是她過往從未有過的體驗，由於過去的生命經驗，使她不自覺地把眼睛視野關上，直到今天才發現——原來生命中沒有做什麼，就是已經在做些什麼了。

過去的她，總是不停地追趕跑跳碰，追趕著時間、追趕著客戶、追趕著業績，過往的生命裡面總是在迎合他人，忽略了自己，直到這一刻慢下來，才體認到原來這是一種很美、很幸福的狀態。

透過大自然打動了 Milly 身體的氣場，讓她的感官整個都打開了！她才發現原來空氣中有這麼多自然氣息，從前都被她忽略了。

⊙破除形象遊戲，探索內在自我

接著，該進行下一個階段了。

因為她很注意形象感，所以我試圖引導她：「接下來，

不管我們走到哪裡，每當要坐下來或站起來的時候，都要配合慢動作並緩慢地說一句：『我──有──形──象。』才能坐下去或站起來。」我帶著她到咖啡店，那裡人比較多。

起初，我懷疑她會不願意，畢竟她可能是一個有身分地位的人，或許源於先前的鋪排，讓她的心柔軟了下來，所以願意試試看。剛開始，她在那裡盯了很久，大約經過 10 分鐘的內心交戰，後來還是試了幾十遍。

「接下來，不管妳在辦公室，還是生活裡面，只要妳必須坐下或站起來，都要進行這個步驟持續一個月。一旦發現沒有做到，天數就要重新算起！」

「怎麼可能？大家會覺得我很奇怪！」

「妳只要突破了這一點，就會變得很不一樣。」我本來認為她不可能做到，而且她還要臨時出差，這可以是一個藉口，因為沒有完成功課，所以不敢回來見我……。沒有想到出差回來之後，她真的完成了這些作業。

「妳有什麼體會嗎？」我內心有些欣慰，畢竟在一開始調育的時候，她經常不配合，沒想到最愛好面子的她會如實做到。

「我們家是大批發商，又跟政商界有關係，有很多拘謹的繁文縟節和禮教，從小到大我就被要求成為一名大家閨秀。」Milly 開始娓娓道來，她說嫁人之後不僅要上得了

廳堂，下得了廚房，還要能成為協助家族企業的賢內助，但與丈夫之間的關係可以說相敬如「冰」，壓力很大卻無人可以傾訴。

頭痛就是因為長期在這種壓力下導致。她為了符合每個人希望她成為的樣子，偶像包袱就特別重，也提到了與妯娌、丈夫之間相處的困境與難題。

⊙祖先解脫，累生累世的過往形成了現在的樣貌

既然她都已經提到了家裡關係的狀況，我就帶她進入到祖先解脫[5]的課程，本來這是團體課程，不過因為她沒辦法跟其他人一起上課，於是採用一對一的方式。

首先，讓她瞭解靈魂有不同的層次，也有可能是祖先某些狀態沒有真的解脫，而影響到現在的她。比方說，我們對於某一個親人、祖先的離世有遺憾，透過這個部分的轉化、釋懷，祖先的能量就會因祝福而不再綑綁著我們。

每個靈魂投胎來到地球，可能需要有 400 年的時間來醞釀準備，不是每個人都能夠相逢在一起，還要透過很多的因緣具足才有辦法，同時在這個過程，也讓她理解每個人都是帶著阿卡西紀錄來到這裡，有過去的信念、思維、過往的學習，才會來到此時此刻。每個人的性格背後也許都是經過累生累世的過往而形成了現在的樣貌。經過這堂課程，她開始能夠同理他人。

接著，我們後來透過唱誦瑜伽 JAPA YOGA 來錨定她

的程式內建系統──意即我們的大腦，每 7 分鐘有一個間隙，一直堆疊到了 49 分鐘的時候，會有一個最大的間隙，可透過正向的字句且運用自己最熟悉的母語，來植入我們的無意識系統裡面。

由於她的生命太想要去控制某些發展，所以她才會長期處於緊繃狀態，在這個過程，我請她唱誦：「生命就是一切最好的答案，生命是變動的。」

透過不同的音樂帶動肢體，Milly 跟隨著音樂來連結這句話，後來她頭痛的現象再也沒有出現過，真正開始感覺到生命中新的敞開與自由。

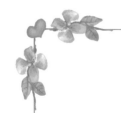

本次調育內容

◎飲食習慣的調整
◎根基療法
◎氣卦療程
◎戶外調育
◎破除形象遊戲
◎祖先解脫
◎聲音療法
◎唱誦瑜伽
◎芳香療法（德式韻律 & 瑞典式肌肉按摩）

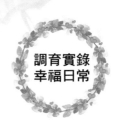

調育實錄
幸福日常

　　每個人有不同的 6 種需求：多樣性、重要性、安全性、愛與被愛、成長和貢獻的需求。

　　我還跟她做了一個「小我遊戲」[6]，我們會一直不斷征戰前面的 4 個需求，而忽略了成長與奉獻的需要，若是我們能夠聚焦在給出、奉獻、成長，在這個過程裡面去覺察自己發現了什麼。Milly 透過這些不同的環節，察覺到原來飲食與身體息息相關，而且當身體處在大自然的呼吸狀態頻率，跟她平常的呼吸狀態是不一樣的；在破除形象感的遊戲環節，她獲得很大的成長。

　　所以，如果她能夠聚焦在成長和貢獻的需求，其他 4 樣的需求，就會得到很大的滿足，並會創造、探索多樣化的面貌，她也因自己的改變而開始感染了周圍，與妯娌、與丈夫、與家庭之間的關係開始變得不一樣，得到了更多重要性，以及愛的需求和滿足。

　　隨後，她也邀請了對她來說很重要的人一起野餐、一起體驗，引領大家更為輕鬆自在地進到這個身心靈探索的大門。

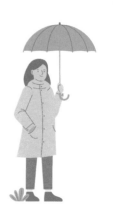

透過身體律動的頻率，
讓內在安靜下來，
唯有頭腦安靜了，
心和腦才能夠結合在一起。

5

祖先解脫：許多問題發生源於祖先對某些狀態或人事不
滿意，透過 Pada Pranam（祖先祝福儀式）的神性能量
橋樑，使意念傳遞磁場頻率，進而接收到祂的祝福，並
得以緩解問題。

6

小我遊戲：關於遇到危急時刻，人們習慣保護自我、維
持生存而運用的 6 種遊戲，或稱之「小我把戲」（Ego
Game），詳細操作可參考本書〈特別收錄｜自我調育｜
居家日常的實修與練習指引〉。

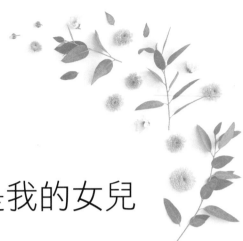

2-2

因為妳是我的女兒

　　愛女心切的母親，面對私人事情也當作公事在處理，單刀直入地提出問題，在簡單交談中感受到她的快狠準，完全不拖泥帶水。電話掛上之後，馬上就匯了費用，開啟了這段療育的機緣……。

個案小檔

美慧 58 歲／女性

身為企業女強人，旗下管理數千名員工，處理公事雷厲風行，卻為了不受控的女兒操碎了心，有著緊繃、頭痛、失眠等困擾，屬於阿育吠陀三大型體的 Vata 型。

「我女兒交的男朋友簡直是塊腐木，真是瞎了狗眼！」美慧在電話那頭，語帶氣憤地說著。

她的女兒曼臻才剛分手，馬上就結交新男友，而且這個人還在她的家族企業上班，本來打算辭退能力表現不佳的他，偏偏女兒這時卻跟他交往了。因長期與女兒的關係處於劍拔弩張的緊繃狀態，怕因此變得更糟，不知道怎麼拿捏，於是打來洽詢。

「請問課程要怎麼進行？我想讓女兒去妳那邊諮詢，可以多去幾次，就用按摩或幫助健康的名義……，有沒有什麼配套，這樣的話大概多少錢？……我希望老師可以改變我女兒，等一下就把錢轉過去……。」這位愛女心切的母親，面對私人事情也當作公事在處理，單刀直入地提出問題，在簡單交談中感受到她的快狠準，完全不拖泥帶水。

當電話掛上之後，她馬上就匯了費用，開啟了這段調育的機緣。

求助症狀：
從女兒抗拒的情緒，看見媽媽緊迫的焦慮

約好的那天，女兒曼臻敲門走了進來，整體看起來是非常有禮貌的一個孩子。我先把身心諮詢表遞給她填寫，因為美慧是以「按摩」名義叫她過來，我不能讓女兒發現媽媽的目的，也要假裝不知道她的私事。

她開始講到一些狀況，包括鼻子容易過敏，以及曾經發生車禍，身體上有著舊傷，就像是皮結一樣，因為當時沒有好好處理，而成為了一種印記。

　　我採用按摩的方式進行療程，先平復那些曾經有過創傷的地方，不過她怕癢，所以沒有太多重壓的方式。

　　「妳長得像爸爸，還是媽媽？」當我脫口而出時，才驚覺說錯話了。

　　「妳不是看過我媽嗎？」她疑問。

　　「對！」我稍微愣了一下，其實我們只有通過電話。

　　「但是我沒有看過妳爸爸，所以不知道妳長得比較像誰？」我趕快補充說道。慢慢地，發現這個女孩是個感性的人，分享一些身心合一的觀念內容時，她都願意傾聽，也極感興趣，眼神透露著孩子般天真無邪的樣子。因此，我覺得解鈴還須繫鈴人，關鍵點應該是在母親身上。

　　因為她長期受鼻子過敏之苦，我請她回家後使用鼻壺，進而活化邊緣系統，後來收到她良好的回饋。

　　然而，就在以為一切可以順利下去時，曼臻開始不來了。因為媽媽會在她離開工作室之後，頻頻追問情況，從中感受到媽媽的控制慾、女兒的抗拒心態。長此以往，導致媽媽要女兒做什麼，女兒就會下意識地想要拒絕。於是，第 5 次之後，曼臻不願意再來，此時媽媽就急了。

「其實媽媽可以一起過來，媽媽應該也需要放鬆！」在此之前，我曾向曼臻提到此事。

「我心裡是很愛媽媽的，也覺得她承擔了很多事情……。」她才慢慢透露，自己跟媽媽之間的關係很緊張，當時適逢過年，她不想跟媽媽返鄉，可是又不得不去，而內心充滿壓力，加上父母關係並不和諧，卻不知道該如何是好，因此中學開始其實就偷偷染上菸癮。

最後，她只能夠選擇不講話、不回應，等於是一個假象的和平共處，因為她認為自己說什麼話都不對，媽媽卻覺得她很冷漠，兩個人就這樣頻頻錯身，逕自往反方向走去，沒有任何交集線，關係自然越來越疏遠。

我在內心默默祈禱，希望媽媽有一天能夠來到這裡，也許就能有一個突破點，讓她瞭解女兒在進行的療法，對於媽媽也會有所幫助。

「我是為了我的小孩不得已才來的！」也許是我的祈禱發生效用，媽媽真的上門了。

當她來到現場之後，就劈哩啪啦地靜不下來，言談中還不斷指責女兒說了什麼、做錯什麼，此時跟她提任何想法都沒有用，我先讓她好好發洩完畢，沒想到纖瘦的身材，

竟有如此旺盛的爆發力。

「今天有沒有想要嘗試什麼療程呢?」當她稍微安靜下來,準備填諮詢表的時候,我試著慢慢探問,她說自己很常按摩,但是怎麼樣都躺不住。

「沒關係,我們就試試看吧!」美慧的大腦需要安靜,自己卻渾然不覺。女兒已有基本概念,媽媽反而都沒有。

此時才是真正的開始,現在要做的,就是梳理母女關係的愛恨情仇。

溯源調育:
母女和解,踏上身心靈之旅

⊙靜心按摩、左右脈鼻孔交替呼吸法

「每天都凌晨 3、4 點才睡,已經習慣了!」美慧用不在乎的口吻說著。於是我先引導她進行了左右脈鼻孔交替呼吸法,活化交感和副交感神經系統。

「那妳半夜都在做什麼?抄經還是閱讀?」工作忙碌的她,半夜睡不著竟然是在抄《心經》與練習書法。

「那麼為什麼不乾脆早一點起來,比方說早上 5 點多再抄呢?」我問。

「就是那個時候,我才有時間啊!而且這樣深夜抄經

的日子，已經有 2、30 年了。」她一副理所當然地說。

原來，她從以前讀書時期開始晚睡，一直認為睡覺是一件浪費時間的事情。久而久之，她習慣每天都只睡 2、3 個小時，長期下來，內分泌系統自然會混亂。

一開始按摩沒多久，只要碰到她的手，她都會下意識緊抓、自行轉腿、擺動手指頭，後來發現只要她的大腦在想事情，就會有這樣的動作。此外，我用靈氣探測她的氣場，確認屬於大腦神經的串列，意思就是完全沒有放鬆。

後來，當我慢慢地按到上半身、肩頸和頭部的時候，她才說：「好神奇，以前都躺不住，怎麼在這邊可以躺這麼久！」這才發覺原來鬆開是這種感覺。

整個按摩完成，已經過了兩個半小時，她直呼非常不可思議，身體也感到輕鬆許多。

「因為交感神經太過活絡，妳的狀況可能要加上自律神經的儀器，回家每天要做左右脈鼻孔交替呼吸法！」我說。

「哎呀，我來妳這裡，妳帶我做這樣比較快，而且我絕對不會累！」幾天後她又來到這個空間，我便帶著她進行動態脈輪呼吸法[7]。

因為一個完整動態脈輪呼吸實修要做 3 個回合，她大概做 1 個回合，上氣接不了下氣又氣喘吁吁，一直帶不上來，她才意識到原來身體這麼疲累。

生活日常總是安排很多事情的她，對於小孩的養成教育也十分嚴格，女兒從小就要學習游泳、英文、琴棋書畫等，當然把自己和別人壓得喘不過氣。

　　「其實妳的身體很累了，只是用大腦在硬撐！」等到第2回合做完的時候，我沒有讓她做完3個回合，只做一個半，就慢慢緩下來了。

　　「妳回去可能會更累，先不要讓自己排太多事情，回家可以先泡澡！」

　　「才不會呢！」她還是非常地鐵齒。

　　然而那次返家之後，隔天竟然爬不起來，連進公司都沒辦法，才使她真正正視自己的問題。

⊙身心全然放鬆，慢慢找回生活的節奏感

　　「薛老師，為什麼我連續兩天都爬不起來，而且全身疲憊、痠痛？」第3次再來時，可以感受到她的態度有些不太一樣了。

　　「因為身體裡面有很多能量需要釋放！」我說。

　　「妳可以塗抹活化神經的植物元素在全身，透過元素振頻來緩除壓力，然後在這裡泡澡半個小時，等時間到了，我再叫妳！」此後的她，改為一週來一次工作室，而且非常喜歡泡澡，驚奇自己竟然在泡澡過程，有幾度因深度放鬆到幾乎睡著，為此效果感到不可思議！整個調育的過程，

她發現身體的動作開始變慢,不再如此急躁,也不再把生活排得滿檔。

「薛博士,妳真的很厲害,讓我現在的思路沒法像以前一次可以處理很多事情了!而且深夜養肝時間到了,就開始有想睡的念頭,一刻也撐不住,原來這就是妳先前說的──副交感神經開始運作了!」聽到這樣的分享,我在心裡默默替她開心。

「天啊,我竟然不只是泡澡泡到睡著,還睡了兩回合!」原以為對外面環境的陌生,仍會有所警戒心,沒想到她自己卻睡著了,就連後續身上穴位還貼著自律神經儀器貼片時,也是如此。

她說:「怎麼可能睡成這樣子?」我說:「就說妳大腦過度耗能了,妳是需要休息的!」她仍深感奇妙不已。

期間我們還將唱誦瑜伽 JAPA YOGA 納入調育過程,幫助大腦改變新的慣性,並將有效的正向字句,注入信念迴路之中。這樣大概過了兩個多月之後,有次她對我說,以前是凌晨 3、4 點多還醒著,現在已經可以在晚上 12 點或 12 點半就睡著了,而且是睡足 5、6 個小時。

⊙緩解衝突,看見彼此的愛與關心

因為身體狀態的改變,對於一些事情的看法,開始有了彈性,對於女兒的態度不再那麼嚴苛。

過去若逢夜歸且電話刻意不接的女兒,她就會非常擔

心，深怕發生不測，多次試圖與女兒溝通，但女兒都會說：「妳就好好睡，不用管我，而且將來我若出國，妳還不是管不到我！」埋下一次次衝突的種子。每次都會為了一些雞毛蒜皮的小事，兩個人又開始一來一往的對戰。

但是現在她跟我分享，女兒剛學會開車，上次開了她買的新車出去，結果直接把旁邊的車撞凹，被帶到警察局做筆錄，只好打電話給她求助。

等到從警局返家後，女兒洗澡前，又被門夾到而突然情緒失控，爆哭起來。

「這有什麼好哭的呢？怎麼那麼不小心！」美慧說。

「我已經夠倒楣了，妳不要這樣子講我，而且我從早上就不順……。」才知道原來女兒在早上就不太如意。

此時的美慧，只是靜靜地陪著女兒，這是她之前不可能做的事情。

隔天一早，等到大家都恢復平靜狀態了，美慧在餐桌上，突然有感而發地說：「媽媽半夜不關機，不能好好睡覺的原因，就是怕有一天，如果把電話設定成飛航模式，妳找不到怎麼辦？」這些過去經常溜到嘴邊又打住的話語，終於忍到今天，才有機會向女兒開口。

「妳為什麼要這樣對我？」女兒低聲地問。

「因為我是妳媽媽啊！」

經過這件事，那一晚被嚇到的女兒也才知道，為什麼媽媽叮嚀她不要深夜外出、不要關手機等等，因為一旦發生事情，才有辦法即時聯繫和處理，兩人也慢慢打開長久架築起來的心牆，感受到彼此內心深處的愛。

女兒後來對美慧說，其實自己有輕微恐慌症，就是突然會有壓制不住的情緒起伏，當美慧理解到這種情況之後，知道需要給女兒多一點彈性，美慧也反省到過去加諸給女兒的壓力，其實是來自於自身的焦慮。

許多親近關係都會有一個能量鎖鍊互相牽引著彼此，越是在意的關係，越想用自己認為好的價值觀，一股腦兒全塞給對方而忽略彼此的感受與需要，此時不妨運用英國巴曲醫師發現的紅栗花精、甜栗花精。

這種「以愛為由」害怕對方受傷的另一面，可能源於深層對自我生命的控制與恐懼，這也是多數人經常以情感為名，綁架對方的慣性，越是緊抓，對方就逃得越遠。最直接有效的方法就是讓身體律動起來，配合呼吸靜心、唱誦瑜伽，幫助氣脈重整，讓大腦產生新的迴路，抽離深層無意識的恐懼，植入新的正向信念，緩解關係衝突。

此外，我也透過引導個案進入「小我遊戲」的覺察裡，多次練習也有助於提升愛的頻率。（請參照本書〈特別收錄｜自我調育｜居家日常的實修與練習指引〉）

後來，她們還一同報名參加我所規劃的國內外身心靈

之旅，彼此慢慢重新磨合與理解，在衝突中找到和諧相處的契機。

「妳想要帶女兒參加的目的是什麼？」我曾這樣問美慧。

「因為她沒有再來工作室了，也無法接觸到這些療法。」當然還有一個原因，就是女兒接下來即將出國深造及就業，未來可能比較少有相處機會，她想跟女兒一同出遊，留下共同的回憶。

母女最終還是共同踏上了身心靈之旅，在這段旅途過程之中，媽媽開始發現並欣賞到女兒不一樣的特點，而願意真正地放下那顆懸念，讓女兒好好地追尋自己的藝術天地，不再苛責，只有無限的祝福與支持。

我想，這就是媽媽對女兒，最大的關懷了吧。

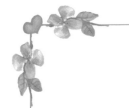

本次調育內容

◎靜心按摩
◎左右脈鼻孔交替呼吸法
◎唱誦瑜伽
◎舒緩 SPA 淨浴
◎身心靈療育之旅

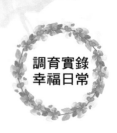

調育實錄
幸福日常

　　這趟身心靈旅程結束之後，這對母女再次一起前往本島旅行，美慧提到，她開始非常信任女兒的行程規劃，完全放手讓她帶往每一個景點。

　　美慧真正做到了「全然放空」，我真的非常替她開心，也感動於母女的關係，又更加靠近了。

　　此外，她們還找到一家品質良好的咖啡小館，或是一些富有當地特色的文創小店，每天都很享受旅程帶給她們的美好，總是有一些意外的發現。

　　這段療育之旅帶動母女倆共同看見，原來生活可以如此放鬆愜意，在不按牌理出牌中，反而能夠得到一種出其不意的美好體驗，親子關係也能夠因此和睦、自然、溫暖，呈現非常和諧的狀態。

　　幾個月後，女兒突然決定不出國留學且斷然與男友分手，她意識到過去自己只不過是想脫離魔爪，擺脫有過度控制慾的母親，才想要離鄉背井。在此之後，找母親促膝長談，當母親得知女兒對她長期默默付出的愛，升起無限感激與同理，不禁潸然淚下，母女關係又有了進一步大和解。

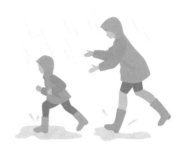

母女最終踏上了身心靈之旅，
慢慢打開長久架築起來的心牆，
感受到彼此內心深處的愛。

⑦ 動態脈輪呼吸法：

依序由海底輪沿著中脈到頂輪聚焦呼吸，同時在呼吸過
程，從下丹田將氣導引並發出特定的音頻，配合肢體的
特別動作來加速呼吸脈動，藉以幫助脈輪振動，活化脈
輪間的流動與排濁。

其他可參閱薛仲玲博士作品《阿育吠陀實證醫學》（博
思智庫出版，2022 年）的〈5-2 動態靜心的居家實修與
練習指引〉，收錄更多動態呼吸法的練習指引。

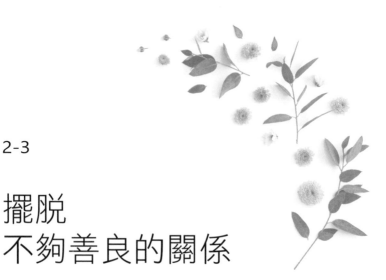

2-3

擺脫
不夠善良的關係

　　自從第一次見面還是短髮的她，至今已經留了一頭過腰長髮，妝容也發生了變化，從淡妝到濃妝，從褲裝、平底鞋到緊身裙、長靴。

　　我感受到 Cathy 內在的變化，因此請她抽取台灣花精牌卡，根據所抽到的牌卡來看，她的感情對象已有另一半⋯⋯。

個案小檔

Cathy　28 歲／女性

外型白皙，神經緊張，是典型的阿育吠陀 Vata 型，但心裡的糾結太多，導致頭痛欲裂，而習慣將想法深藏在心裡。

人類的情感世界相當複雜，經常有許多對情侶、夫妻因第三者的插足，造成關係破裂。

一般來說，若是在一段感情中，感到不滿意或被忽視，人們可能會在另一段關係中尋求滿足感，或是對現有關係中的問題冷處理，轉而向外界尋求安慰等各種原因，但不管怎麼說，擔任第三者都會對情感和關係造成深遠的影響。

Cathy 就是人人喊打的第三者，只是她對自己的事情一直都保護得相當好，我到調育的後期，也才稍微得知事情的輪廓。

求助症狀：
未婚生子，被大眾不理解的壓力

我對 Cathy 初次見面的印象就是皮膚白皙、外表乾乾淨淨、長相十分秀氣的女孩子，留著一頭俏麗短髮。

她是由一位長期在我這裡療育的學生，也是她的國中同學介紹而來。

「妳因為什麼問題而感到困擾呢？」依照慣例，我針對每一位個案進行分析。

從 Cathy 口中得知，她經常感到頭痛，再加上因為是老闆的秘書，平時工作壓力比較大，容易神經緊張，我根據行為舉止、外表、敘述分析 Cathy 是典型的 Vata 人，而

這類型的人神經就比較容易緊張，因此易產生頭痛的現象。

「有時候生理期來，下巴還會冒生理痘，每次有重大會議等大型場合，內心感到緊張時，雙頰也會泛紅。」下巴是婦科的反射區、雙頰的暫時性泛紅多為情緒壓力所致，每當身體有狀況時，都會在表面上反應出來。因為她本身皮膚就白，因此格外明顯。

> 症狀溯源：
> 不談丈夫、不談家庭，加深心中的壓抑

經過幾次調育之後，Cathy 的心理壓力已稍有緩解，但因為她對於隱私方面相當保護，除了自己願意說出來的部分，其他隱私仍不甚瞭解。

後來，她一度消失了好幾個月，正當我以為她跟其他人一樣，症狀有所好轉後就不會再來了，直到有一天我帶團去印度參加身心靈之旅時，她連續發了好幾則訊息，表示有急事找我。

Cathy 的事情一直壓在我的心上，回到台灣後，馬上聯繫她：「妳前幾天不是身體不舒服？這幾天好了嗎？」原來前幾天她如此急切，是因為以為懷孕了，後來檢查發現是假性懷孕。

雖然只是虛驚一場，但我知道她內心的壓力，跟她說：「妳的身體也需要調整好。」從那之後，她開始固定來找

我調育。

　　沒想到過一陣子之後，Cathy 竟然懷孕了。於是我調整了療程，轉為進行孕婦療程。

　　整個過程中，我發現 Cathy 比起之前幫她調育時，更加專注、認真地聆聽。以前她對於身心靈完全沒有概念，當我在講「身心是合一」、「身體猶如內心世界的鏡子」時，彷彿不關她的事，她只想要當下變得舒服就好了，認為不需要跟她講解這麼多。

　　以往在每位孕婦生產之前，我都會調配精油請丈夫學習，當妻子進入陣痛期、準備分娩時，如何協助塗抹肚子，幫助子宮收縮，讓生產過程變得順利。但發現她的神色有異，於是我改口說：「可以請家人協助塗抹。」

　　語畢後，她欲言又止：「妳教我怎麼用就好了，麻煩妳講仔細一點……。」直到小孩出生之後，她坐完月子回來找我，課後閒聊時說道：「哎，最近好忙哦！要適應帶小孩，還要常常哺乳，一邊工作，還要一邊搬家。」

　　我感到十分好奇，以為是跟丈夫共組家庭，所以剛買房子。後來才知道只是搬到她們原先住家的 5 樓。

　　「那這樣離妳爸媽很近啊，弟弟也住在家裡，應該可以多加照應吧！」

　　「啊，不可能啦！」她說完就轉開話題，提到因為換到了外商公司，必須常常出國，因此需要找褓母等瑣事上。

她從來不談丈夫、家庭，只談小孩，彷彿心裡頭有紅外線在周圍保護，只要一觸碰就會發出警告，讓她趕緊轉移話題。心中的壓抑仍然沒有改變。

身為孕婦的她，自己上網找了許多資料，其中包含孕婦瑜伽。她看到之後有些心動，問我：「是不是該做一些孕婦的瑜伽動作？」於是我教她幾個伸展動作，她越學越有興趣，甚至還去取得了師資證照，並突然像開竅似地說：「我發現，瑜伽老師論述關於如何透過肢體呈現來觀照自己，都是過去妳跟我提過的觀念呀！」興致盎然地跟我分享。

有一次她看到我說：「原來我的姿勢和內在有關，就像妳以前常分析——我哪邊比較厚實、哪邊比較高、哪邊傾斜，都是跟內在的壓力相關。」與此同時，我發現她的眼神開始有了轉變，變得渴望探索自己。我欣見這樣好的改變。

溯源調育：
理解情緒反應，練習釋放並放下

⊙香氣抓周

香氣抓周是一種用植物精油來瞭解自己的方式，通常會使用精油牌卡或精油抓周的方式，來選擇適合自己的精油。每種植物都有獨特的生長環境和香氣，我們的個性也

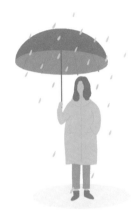

人類情感世界相當複雜，
有時不一定要把事情說得明白，
透過導引內在過程，讓當事人放下，
展開一段新的旅程。

同樣獨具特色。

通過香氣抓周，我們可以將植物與 Cathy 自身的情況對應，從而找到問題的根源。同時，也能幫助 Cathy 理解自己的情緒反應，並找到適合自己的情緒紓解方式。

初期，我透過香氣抓周發現她經常抽到羅馬洋甘菊，表示她易受傷害、敏感；抽到佛手柑表示她需要放鬆；抽到羅勒則表示喜歡別人需要她，因此根據她選中的香氣來調配精油，讓她獲得能量拉提並緩解壓力。

自從第一次見面還是短髮的她，至今已經留了一頭過腰長髮，妝容也發生了變化，從淡妝到濃妝，從褲裝、平底鞋到緊身裙、長靴。我感受到 Cathy 內在的變化，只是她不是一個能夠侃侃而談自己內在過程的人，但能從外貌改變來察覺她的內心狀態。因此請她抽取台灣花精牌卡，根據所抽到的牌卡來看，她的感情對象已有另一半……。

⊙ 德式韻律和神經觸療按摩

除了利用香氣抓周讓 Cathy 瞭解自己之外，還利用德式韻律與神經觸療按摩，處理神經犢和情緒反射點，讓她能夠緩解心理壓力。

透過德式韻律按摩，可以觀察到生命、情緒以及生活狀態。德式韻律按摩是用輕柔、溫暖、帶著呼吸和節奏性的手法，來喚醒我們內在的療育力量，有助於身體自我修復，使一個人對身體擁有更好的控制，重整壓力及疾病所

衍生的失衡，從而支持和重建人體自身的和諧，促進健康。

⊙聲音調育

除了教她使用呼吸療法，在療程中也運用了聲音調育，包括頌缽和音樂療法中的特殊風鈴，以及海潮音聲的 Tamte Ocean 和薩滿鼓來引入。

這種風鈴有別於一般風鈴，它可以幫助 Cathy 打開感官，主要是因為她不是一個很願意律動的人，所以選擇以靜態的方式來協助，在調育過程中，她漸漸願意打開自己、探索自己。

因為需要配合褓母的時間，來調育的時間也越來越難配合，再度蒞臨的時候，已經是 3 週後了。當我一看到她便問：「妳有沒有乖乖練習？」

「當然有！我還用在孩子身上，而且我發現寶寶與同齡人相比，進步很快！心智也很穩定，很好帶！」因為懷孕過程中，她有接觸到芳療和阿育吠陀孕婦療程，所以寶寶的發育及她恢復身體的速度，都比一般人的情況還要快。

「而且寶寶長得蠻像他爸爸……。」之前 Cathy 全然不提寶寶父親的事情，彷彿是一個禁忌，是不能說出口的。如今，竟然是由她主動說出口。

我還以為自己聽錯，愣了一下，抬頭望向她。

「喔？是這樣子嗎？」回過神後，我附和。「跟爸爸

像，還是跟妳比較像？因為我覺得妳長得蠻秀氣的。」

接著她主動說：「哎，給妳看照片。」她拿出手機，讓我看了好幾張。這是她第一次願意把隱私整個曝光。也是這個行為，讓我知道她內心已經釋懷，可以泰若自若地談起這個話題。

「頭髮又剪短啦？聽說頭髮過腰，想要剪髮要看日子，妳有看日子嗎？」

「當然有！」

「難得留這麼長，真的捨得嗎？」

「捨得──，現在捨得了。」她摸著頭髮一臉輕鬆，我看著她的臉，知道她已然完全放下。

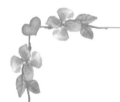

本次調育內容

◎香氣抓周、芳香療法
◎德式韻律和神經觸療按摩
◎聲音療法
◎繪畫療法
◎表達性藝術
◎阿育吠陀孕婦療程
◎嬰幼兒按摩

心癒力

嬰幼兒按摩，與寶寶的探索互動

我們的調育法看起來大多是靜態的，但一樣可以打開個案的感官。

Cathy 一個人拉拔孩子成長，這幾年也陸續帶著孩子來找我調育。在進行互動的時候，其實也可以打開孩子的感官，因為寶寶在 2 歲之前處於感官比較發達的時候，我覺得可以運用寶寶來帶領媽媽，因此教她一起與寶寶做繪畫療育，用繪畫來探索自己與小孩的內心，同時可以和寶寶獲得較多的對話與連結。

另外，也教她做嬰幼兒按摩。因為 Cathy 擔心自己的孩子未來會跟不上他人腳步，希望可以做一些調育的部分。嬰幼兒按摩是從美國開始，有一對父母發現自己的孩子智力發展比較遲緩，看遍許多醫師都無法治癒，但這對父母並沒有放棄，在每一次幫寶寶穿衣服時，就會對他說：「這個是手，這個是關節！」每天持續這樣的行為，你別以為寶寶什麼都不懂，也不會講話，聽力跟神經其實都在那個時候發育。

後來，沒想到這對父母的孩子記得最多的事情，就是在這個階段所說的單詞。

Cathy 沒有家庭的支持，所以她的精神寄託也在這個寶寶身上，深感嬰幼兒按摩會是一個很好的互動，因此建議她：「妳在跟寶寶按摩的時候，可以多跟他講：『我們現在來按摩好不好？』這時候也要尊重寶寶，雖然寶寶不會說話，但是他還是有想法跟感受。」

　　幫寶寶按摩的時間點，最好是在寶寶半夢半醒的時候，按摩時手心要搓熱，放在寶寶耳朵旁邊說：「寶寶，這樣的溫度可以嗎？我們要按摩囉！」還要在旁邊用毛巾將寶寶圍住，讓他的身體有被制約的感覺，當他習慣之後，只要有毛巾立體式包裹護持住，就知道要按摩了。

　　後來，Cathy 發現當與寶寶這樣互動時，寶寶的眼睛會特別亮，很多的感官同時被啟發，透過這些學習，寶寶後來開始比較多的探索及好奇心，我是透過這樣的方式來轉化 Cathy 的磁場。

　　接下來 Cathy 進入前所未有的大幅轉變，她將過去不正常的情感斷聯，把重心放在孩子身上，希望給他一個很好的成長環境，讓他心智和身體都健全長大。

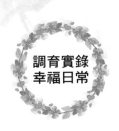

調育實錄
幸福日常

　　很久沒有見到介紹 Cathy 的那位同學，也很少聽她提起，於是我問她：「對方知道妳後來的狀況嗎？」

　　「其實我們很久沒有聯絡了。」

　　「哦，真的啊？以前不是無話不談嗎？」

　　「嗯……，因為發生了一些事情……。」看她有些難言之隱，就沒有多問下去。

　　我們就此沉默了幾分鐘，她在這段時間可能也做好心理準備，加上之前的調育過程，讓她有勇氣說出口。

　　「其實就是我這個小孩的關係，可能有些人的價值觀不一樣吧！」

　　Cathy 的話語就足以印證了我們前面所進行的調育，雖然沒有把話全部講破，我們卻在導引她內在的這些過程，讓她更有信心走在未來的旅途。也許 Cathy 要背負社會道德的壓力，也許要背負道德感的束縛，甚至是同儕的眼光，可是她能夠展開一個新的旅程。

　　其實，在調育的過程中，不是一定要把所有事情都說得明白，有時候要尊重對方的選擇。

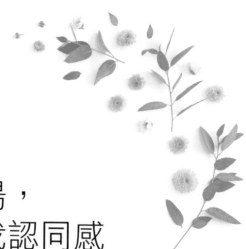

2-4

彩虹飄揚，
找回自我認同感

　　在那個比較傳統，不像現在台灣已經同志合
法可以結婚的年代，凱倫總是會被當作比較特別
的存在。

　　因為害怕被當作異類，穿著打扮、行為舉止
都逼自己要更加陽剛……。

「大家好啊！」一個聲音宏偉、宏亮，穿著打扮看起來意氣風發、談笑風生的人，吸引了課堂中學生的目光。一般來說，在身心靈探索課程中場休息時間，大部分的學生都會選擇靜心，與自己獨處，因為有些人的情感已經釋出，需要比較多安靜的片刻。

凱倫卻是不一樣的存在，他打破了全場的和諧與寧靜。讓我不禁開始關注他的一舉一動，好奇是什麼原因讓他沒有因為課程而進入覺察，依舊沉浸在熱鬧氛圍裡，甚至對於「靜默」感到些許不安，之後我舉辦了連續多天的課程，凱倫也陸續報名參加，甚至參加海外身心靈之旅。

求助症狀：
末梢關節不適，消化系統紊亂

凱倫的皮膚偏白、緊緻，雖然已經 60 歲，看起來卻像是 40 歲的大叔，他相當引以為傲，不過眼周的細紋令他相當在意。

凱倫富有極大的好奇心，經常會去不同的地方旅遊，所以我們的聯絡也逐漸減少，直到有一天他突然找我：「薛博士，我聽說您有在做健康排毒營，我想要參加。」

在調育凱倫的這段時間，瞭解到他的平時作息與飲食方式，平日很少攝取葉菜類，喜歡大魚大肉、麵食，幾乎不太碰米飯，就連早餐也必須是麵食類，再加上他的爽朗

性格經常參加聚會、酒局，吃飯時間相當不固定，胃口也小；作息方面則是經常失眠，甚至整夜沒睡，幾度索性夜夜笙歌，填補安靜寂寥的悵然。

年輕時候搭上台灣經濟起飛的順風車，創立了精品百貨連鎖店，即使學歷不高，也掙足了多桶金，因此選擇提早退休，在強烈好奇心的驅策下，讓他到處旅遊，體驗各種新鮮事物。

在初步接觸時，發現他的交感神經非常活躍，也經常有脹氣的症狀，他也一直強調希望可以改善末梢關節的不適。

「末梢關節的不適，可能是因為日常飲食所致。」我說，隨即幫他安排幾次療程，其中包含按摩療程。

症狀溯源：
至親離世，性格大變

「我從年輕時開始，就有每週到外面找人按摩的習慣，但很少有這麼深度放鬆的！」他感覺到療程與坊間不太一樣，甚至還找了母親一起來找我調育。

凱倫的母親曾經做過心導管手術、腸道也曾經嚴重沾黏而開刀，經過初步的瞭解，母親的飲食模式和凱倫一樣混亂，我也曾苦口婆心告誡過他們：「你們的日常飲食習慣不可以再這樣子下去，對身體不好。」但他們都沒有聽進去。

最後一次看見凱倫母親時，她的氣色已經不是很好，我還是擔憂地勸他們改變飲食習慣，不到一個月，我就聽說他的母親被檢查出大腸癌末期，很快就離世了。

　　再一次見到凱倫，我發現他講話語調比以前更加高亢，也變得更加急性子，一旦遇到問題就必須馬上解決，不然他就會變得焦躁。

　　還記得，他參與了一場連續多天的身心靈之旅，他在台灣買好了一張電話卡，到了國外卻無法使用，他開始變得焦慮，一直發脾氣。

　　「等晚點到飯店，我們再一起研究吧。」我安撫他。然而，凱倫依舊堅持要「馬上」解決，導致整車都充斥著他不滿、抱怨的聲音。

　　我還觀察到他會很在意一些細微末節，例如，在調育過程中，可能會使用到毛巾，他會在意兩邊是否同高，如果左邊比右邊高了 0.1 公分，他會堅持將毛巾拉好；又或者是一直跑廁所，就算沒有尿意也要去；他也會針對某一件事情會講得比較久，比以前更平靜不下來。

　　「老師，凱倫讓我們的團體關係變得好緊繃……。」有一次，助理小聲地跟我說。因為每次凱倫來上課或調育時，都要我們立刻幫他開門，可能正在電話中或是其他事物沒辦法第一時間開門或接電話，他的情緒就會變得急躁、爆炸。

　　「凱倫，我需要跟你聊聊，改變一下調育方向。」照

理來說，上了這麼多堂的課程，也要有所改善，他卻越來越嚴重，有一天課後我請凱倫留下來，想要瞭解他發生了什麼事情。

原來，在母親離世之前，他的哥哥、姊姊也在幾年前相繼離世，當時的他帶著很深的愧疚感，因為在姊姊離開之前，她有跟凱倫說自己心臟及頭都很痛，但他以為只是偶爾不舒服，再加上當時距離較遠，並沒有放在心上，沒想到就此天人永隔。

如今再次面臨親近的母親離世，加上與唯一的親人——妹妹關係疏離，讓他感覺這個世界只剩下他自己一個人，性格開始轉變，甚至已經有了他未覺察到的憂鬱傾向。

「親人過世之後，我常常會忍不住想要飲酒，還有大吃大喝。」其實這些都是心裡沒有安全感所致。由於凱倫沒辦法控制自己的食慾，以及內心煩悶認為喝酒才可以放鬆，以致消化系統內的毒素沒有辦法被淨化，常常脹氣。

「你再不改變一下的話，我怕你會有胃食道逆流。」那時候的他，什麼都聽不進去，總是找很多理由，其實就是不願意改變。果真不久後就出現胃食道逆流現象。

又一次課後，凱倫攔下了我說：「我聽其他人分享一對一諮詢有做各種療法，還會結合動態律動或是心理調育，為什麼我沒有？」

「只有準備好的人才可以這麼做。」我說。

溯源調育：
跳脫恐懼和比較，享受生命每一種狀態

⊙生命和諧按摩術，從翻來覆去到一夜好眠

　　生命和諧按摩術結合了中醫的經脈原理，把一些特殊元素的草藥配方，滴在特別虛空或過度浮躁的經脈上，幫助經脈系統快速恢復平衡，同時也結合了淋巴導引按摩和呼吸脈動的技術，讓凱倫的呼吸頻率能更深層啟動循環系統。

　　在開始這個療法後不久，是凱倫有史以來睡得最深沉的一次，直到療程結束，還讓他多睡了 10 分鐘。

　　「哇，太舒服了！」10 分鐘後甚至沒有醒來，我們將他叫醒，他伸了個懶腰說。

　　原本只要一翻身就會清醒，一直要找廁所的他，這一次全程只上了一次廁所。之後他變得非常安靜，講話頻率的速度都變慢了。這個療法持續做了 3 次後，他現在不用再靠安眠藥來入睡了，且胃食道逆流的現象也全然緩解！

⊙靈氣回溯，不再活在他人眼光中

　　接著，我們開始做更多關於心靈調育的區塊。

　　「我以前曾經被霸凌過。」在心靈調育過程中，他找到了真正的原因。

「什麼樣的霸凌？在幾歲的時候？」

我們應用靈氣回溯原理的心理情緒與習氣調整法技術，來進行回溯。

凱倫發現自己性別取向與他人迥異始於國中時期，後來也曾試圖與男性交往，最後仍選擇與女性成為伴侶。在那個比較傳統，不像現在台灣已經同志合法可以結婚的年代，他總是會被當作比較特別的存在。

因為害怕被視為異類，穿著打扮、行為舉止都逼自己要更加陽剛，因此才會出現聲音宏亮的狀況。

然而，家族裡大多數親戚的孩子學歷都很高，且多在知名大企業上班，因憂心自己會受到家族瞧不起，使他不自覺有「輸人不輸陣」的念頭，深怕自己落後別人。

例如在身心靈之旅時，有一些團員剛好看中當地的收藏品正要購買，即便要價不斐、沒有特別吸引他，他還是會想要買下來，而且總想要選購已經被其他團員挑中的物品，一整個「別人的都比較好，我怎麼可能買不起」的概念。

「原來這些都是因為我擔心自己不夠好，被別人看不起啊！」我們進行深度探索 3 到 4 次。後來，他終於可以選擇做自己，學會如何悠遊自在地生活，不用再擔心別人的目光了！

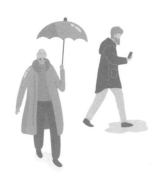

勇敢做自己，找回認同感，
不再擔心別人的目光，
才能悠遊自在地生活。

本次調育內容

◎生命和諧按摩術

◎靈氣回溯

◎回歸原始力量──聖境啟靈之旅

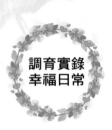

　　經過好多次的調育，雖然過程中經常碰壁，但也逐漸找到適合凱倫的調育方式。

　　現在的他，開始享受生命的每一種狀態，不再活在認同的恐懼和比較裡。日常作息也逐漸變得正常，飲食方式也有所改變。

　　對他而言，如今唯一的執念，就是疏離的妹妹。此後，他又上了許多課程，開始跟妹妹聯繫並修復關係，後來妹妹也會在逢年過節前主動與他聯絡，相約一起出遊、敘舊，慢慢找回以前小時候一起相處的美好時光。

Chapter

——

3

共撐
一把療育的大傘

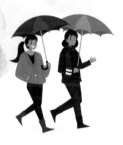

　　「幸福，是一種頻率，可以被喚醒！」人生
總會有一些不順遂的事發生，但我們可以共同撐
起療育這個世界的大傘，轉動傘花、轉動心念，
重新喚醒幸福，將黑暗轉向光明。

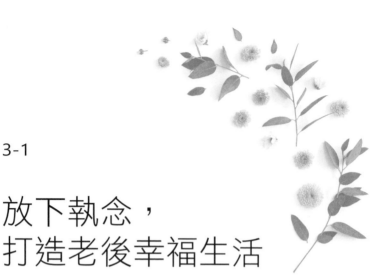

3-1

放下執念，
打造老後幸福生活

　　當時貝拉的雙腳已經不良於行，老家又是透
天厝，白天大家外出工作，不免擔心她一個人的
生活起居。

　　而且她的腎臟指數已幾近洗腎邊緣，伴有頻
尿、夜尿、嚴重便秘情形，長期下來，體能和情
緒都呈現低落狀態……。

「薛老師，請您看看我媽媽！」一名滿臉愁容的男性，攙扶著年邁的老婦人進到工作室，老婦人坐下椅子後仍不時摸著拐杖，好像在找安全感。

「因為我都在上班，沒辦法長期陪在媽媽身邊，平日都是姊姊在照顧她，現在變成這個樣子，大家都捨不得，彼此內心很焦慮，其實過得不太好……。」這位孝順的兒子透過朋友介紹，輾轉打探到我，於是當天就從南部驅車北上，希望能替長期悶悶不樂的媽媽，找回原有的健康與快樂。

我順手拍了一下他的肩膀，同理那份照顧的辛苦，也請為人子女的他不要擔心，把媽媽安心交給我。

求助症狀：
頻尿、不良於行，瀕臨洗腎邊緣

「貝拉，有沒有哪裡不舒服？」我握住她的手說。

眼神略帶疲憊的她，抬頭看了我一眼，眼眶就瞬間泛紅。

「好，沒事的，我們慢慢來……。」我試著安撫著她的情緒。

當時貝拉的雙腳已經不良於行，老家又是透天厝，白天大家外出工作，不免擔心她一個人的生活起居，加上她

的腎臟指數已經接近洗腎邊緣，伴有頻尿情形，晚上又有嚴重的夜尿問題，有時候甚至一晚要跑 8、9 次廁所，晚上由女兒看顧，基本上兩個人都無法好好入睡。長期下來，貝拉的體能和情緒呈現低落狀態，白天還要工作的女兒，更是蠟燭兩頭燒。

問診完之後，我觀察了她的五大循環系統，發現動脈循環不足，下肢有很多靜脈曲張，腰脈處已有靜脈上浮的問題，而且靜脈回流也不是太好。再者，雙腿多處呈現淋巴節結腫脹，包含膝窩、膝蓋內側、足踝內側出現很大的鬱結。

五大循環系統也是一種能量來源，其中分為陽脈和陰脈[8]，她的陰脈特別虛空，包含肝經、腎經的部分，而膽經則是非常腫脹、僵硬，包括上手臂都是腫脹，整體循環相當微弱。此外，檢查呼吸系統，發現氣滯不順且帶引不太上來。

症狀溯源：
壓力、創傷和不當飲食，傷害身心靈元凶

當生命帶著創傷、壓力與日常飲食不當，將導致內在系統的紊亂，哪怕自己覺得吃得健康、清淡，狀況還是每況愈下。

貝拉因為長期患有恐慌、心悸、胸悶、失眠等現象，無

形中使酸性毒素持續累積，加上長期便秘，除了肚子鼓脹之外，身體也鬆軟無力，皮膚的肌肉群帶氧量嚴重不足。因此，要先從加強動脈循環開始，並將虛空的經脈能量補足。

另外，兒子提到父母長期不睦，感覺媽媽一輩子悶悶不樂，這段夫妻關係看似可有可無，就在父親 4 年前過世之後，媽媽的脾氣從過往的寡言、隱忍、鬱悶轉變為愛發牢騷、時常抱怨，看什麼都不順眼，跟以前的性格很不一樣。

少年夫妻老來伴，失去了平時鬥鬥氣、拌拌嘴的老伴，情緒突然找不到出口，任誰都會變得歇斯底里吧！

所有身體上的問題，都來自於內在的訊號，包含一些腫脹、疼痛的反應等等，除了顯示生理循環的失衡之外，背後更隱藏著每個人心裡的創傷、痛苦和壓力，因此我希望透過身心靈療法協助貝拉找回生命的平衡，自然地復原本能與機制，讓身體能夠重新流動起來。

溯源調育：
淨化內在情緒、打通外在瘀堵

⊙生命和諧按摩術、瑞典式按摩、回春儀

因為貝拉的膝蓋和關節時常不舒服，使得無法久坐、久趴，於是我先利用一種透過傳遞生物波頻的回春儀，讓

細胞或組織迅速恢復已失去功能的運作，疏通肉體層面已阻滯的能量氣結，又因為已有憂鬱傾向，所以結合生命和諧按摩術進行調理，因為所有創傷的反應都可從經脈系統上的能量反射點看出端倪。

生命和諧按摩術結合了中醫經脈、陰陽五行及阿育吠陀，加上淋巴導引與腸道放鬆的全面性帶動，主要在激活身體恢復該有活力，同時結合呼吸法啟動循環，藉由呼吸帶動血液的含氧量，再到人體的五臟六腑。

⊙阿育吠陀強效淨化冷炙療法

此外，考量到貝拉的不良於行，隨後在膝蓋做了阿育吠陀強效淨化冷炙療法，幫助下肢的活絡循環，進而改善疼痛。

逐步調育過程中，發現她的腰脈特別腫脹，從腹腔中焦一直到尾骨這一段，體表觸摸起來又格外冰涼，這正意謂著循環系統極其薄弱，因此先行疏通了這個部分，帶來及時的緩解。

⊙阿育吠陀草藥配方、泥膜療法

再者，貝拉的肩頸特別肥厚，有一個拳頭大的氣結淤積在後頸椎、大椎的下方，俗稱「富貴包」，這皆是陽能量過旺的徵兆。

我先替她敷上一些阿育吠陀的草藥配方，結合粉狀泥

膜，富含各種礦物質，以疏通此處長期積累的氣結。

慢慢地，在按摩的過程中，她發現到某種熱度從脊椎一直往下循環，下背部到尾骨的這一段不再感到冰涼，原先腫脹厚實的部位也逐漸軟化了。

「薛老師，這也太神奇了吧！」整個療程進行了 3 個小時，結束之後，她自己攬照鏡子，驚覺整個身形都變得不太一樣，重點是本來是拄著拐杖走進來，在離開的時候，竟然可以挺直腰桿，慢慢邁步走出門。

連她的兒女都發現在這 3 個多小時，她竟然只有去一次廁所，直說太奇妙了，因為在調育的過程，同時梳理猶如被扭轉的肌肉群，解開並疏通周圍的沾黏，使肌肉回歸原本一束一束的狀態，也就比較能夠穩住骨盆腔和膀胱。

人體的整個骨架具有立體性，器官本身像一個懸吊系統，應該要被肌肉群保護住，掛在它該有的 3D 立體空間，每一個都是疊交一起且環環相扣。若是肌肉群因扭轉移到不對的位置，相對地，器官就會被扭到另外一個角度，導致無法正常運作，因此在療程中，我也會觀察這些細節加以調育。

後來，每兩週她都由兒子載來北上調育，一次次的療程下來，每次都有明顯進步，現在走路已經變得相當有力，也就不再需要使用拐杖了。

「這 2 支拐杖以後可以拿去滑雪啦！」我開玩笑地對

她說，她聽了也跟著哈哈大笑，可以看到性格上的轉變，而且是好的改變。

本來她的膝蓋內窩腫了很大一坨，三不五時也會疼痛起來，回去之後，我叮嚀她要做一些簡單運動活絡肌肉群，把骨骼慢慢地牽動回來，像是「雨刷」的動作，讓骨盆腔不會一直外翻，腳也不會過度呈現外八字，肌肉群才會回到原先正確的位置，足底筋膜炎也能有所改善。

本次調育內容

◎回春儀

◎生命和諧按摩術

◎瑞典式按摩

◎阿育吠陀強效淨化冷敷療法

◎阿育吠陀草藥配方、泥膜療法

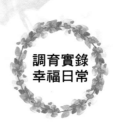

　　這個案例是一個上了年紀的老媽媽，要她做一些心理調育相對會比較困難，於是透過療程的觀察，分享一些觀念，慢慢打開她的心結。此外，頻尿、夜尿的情形能夠得到完全的改善，提升了睡眠品質，足底肌膜炎和排便問題也有所緩解，都是重返身心舒適的關鍵點。

　　而且透過調育療程，不只讓貝拉擺脫憂鬱、一展笑顏，連帶使得她的兒女也重拾幸福感。

　　當一個人最基本的生理功能被滿足──睡得好、胃口好、排便好，心情自然也跟著「水噹噹」。大家在這把共撐的大傘之下，一起療育了彼此，讓我獲得滿滿的喜悅和成就感。

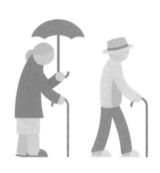

少年夫妻老來伴，
失去了平時鬥氣拌嘴的老伴，
情緒突然失去出口，
任誰都會變得歇斯底里。

8

陽脈跟陰脈：
延伸至陰陽五行下的臟象學說，五大循環系統包含能量
系統，人體五臟（肝、心、脾、肺、腎）屬陰，六腑（大
腸、小腸、胃、膀胱、三焦、膽）屬陽。

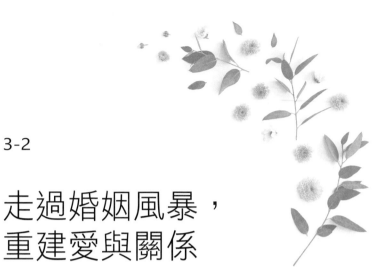

3-2

走過婚姻風暴，
重建愛與關係

　　Ellen 的身型是典型的阿育吠陀 Vata 型，在生活上也易呈現裹足不前，想法很多，執行及改變的動力卻極為薄弱，竟是因為有個控制慾極強的丈夫……。

Ellen　38 歲／女性

外型纖細、敏感、白皙，是典型的阿育吠陀 Vata 型，甚至已經到了弱不禁風、骨瘦如柴的模樣。思慮過多，而長期積累過於恐懼的情緒，在生活上也易呈現裹足不前，想法很多，執行及改變的動力卻極為薄弱。

Ellen 起初是被跟隨多年的心理諮商師引薦來的，除了跟著參加我帶領的海外身心靈僻靜遊學課程之外，回台後還經常來參加我帶領的課程。一般學員大多數上完課後，身體能量飽滿、內心充滿踏實感，卻又忙碌於日常生活而匆促離開，她也不例外，若只是這樣，我就不會對 Ellen 這麼印象深刻。

「老師，我……。」她的聲音越來越小。

「什麼？可以大聲點嗎？」Ellen 說話的聲音總是小到幾乎聽不見，我必須很靠近才能勉強聽清楚她想要表達的內容。

「不好意思……。」她因為缺乏自信而無法鏗鏘有力表達，肢體動作猶如害怕做錯事、說錯話的小孩，雙手緊緊交纏，指尖因為用力而發白了。請她提高說話音量，即使費盡全身的力量，仍然像是只用氣音說話。

求助症狀：
內心紛擾，無法向人傾訴

Ellen 的身型是典型的阿育吠陀 Vata 型，纖細、敏感、白皙，甚至已經到了弱不禁風、骨瘦如柴的模樣，比對四大型體屬於「神經型」。這類型最主要容易產生身體不適症狀，往往與精神緊繃相關，包含消化或睡眠，容易思慮過多，而長期積累過於恐懼的情緒，在生活上經常導致裹

足不前、想法很多，執行及改變的動力卻極為薄弱。

「今天怎麼來得這麼早？」

「因為這裡磁場好，我想提前來靜心，把握機會汲取能量。」數月後的某一天，她比過往參加課程時還提早到教室，但又在課程中時不時注意時間，擔心課程是否能準時結束，看起來並沒有達到靜心的效果。

我好奇詢問她是否有緊急要事，起初她並未透露焦慮的原因，只是在課後發現原來還有個別諮詢及調育個案的服務，當下便直接安排訂下日期。

症狀溯源：
丈夫給的壓迫感，伴侶關係的困境

Ellen 是個讓我印象深刻的學生，因此在之前的課程中我不時地觀察她。在第一次正式諮詢前，請她填寫身心靈諮詢表時，正如同我觀察般，她有嚴重的排便問題，且每次都豆如羊糞、經常熬夜導致睡眠不足，不僅如此，還夾雜膽結石的狀況，甚至曾經罹患乳癌。

我藉由經脈時辰運行和生理運作關聯性的概念，和 Ellen 說明：「長期熬夜會讓肝火上升，使排便問題火上加油，加上女性膽結石的案例比男性多，這意味著妳的內在層面對生活改變與活力，不夠主動積極！」

膽的主要功能是消解脂肪、溶解心理障礙，長期壓抑、柔弱的女性，經常伴隨著伴侶關係的課題，她們的膽結石罹患率比男性高出 80%。男性則是罹患腎結石比例高於女性，這是因為腎是幫助溝通協調，而男性經常因內在層面無力委婉折衝，很少會去體察細膩的變化，即使吵架後很後悔，也不知如何表達，導致腎結石。

「先生總是希望我足不出戶，待在家裡相夫教子，明明孩子已經長大了，不需要我無時無刻待在身邊……。」Ellen 透露，價值觀的懸殊，丈夫帶給她很大的壓迫感。

這才明白她近日總是在乎下課時間的緣由，是為了趕回家做晚飯給整日無所事事、掌控慾極強的丈夫。最近一次的爭吵來自於女兒希望出國留學，卻因為父親不希望離女兒太遠而發生衝突。

言談中，她帶有很大的自責與愧疚感，某些信念模式已經無意識控制著她的思維。

溯源調育：
毒素排除與情緒轉化，尋找身心平衡之道

⊙香氣抓周、芳香療法

第一次調育，我們以「芳香療法」及「靈氣療法」來交叉進行，透過香氣抓周，來找出 Ellen 當下對應的香氣分

子，芳療調育的兩大主軸重點就在於神經、內分泌與免疫三大系統。

身體淨化功能若失衡，會引發一連串的連鎖反應，當毒素無法被帶出，細胞充斥在骯髒的空間，就如同人待在充滿雜亂密閉的環境中，排出來的廢棄物也釋放不出去，久而久之就會無法正常呼吸到新鮮空氣，也無法有足夠的空間行走，加上長期處於緊張焦慮之中，神經、內分泌與免疫這 3 個牽一髮動全身的系統，將會首當其衝受到影響。

人體是由億萬個細胞所組成，如果身體（細胞）非常脆弱，無法緊密聚合在一起，病毒就有機會進入身體；反之，若身體的細胞團結一致、有良好聚合力，病毒便無法進入。我們人類有決策、管理，以及良好組織能力來管理自己的身體，若常常猶豫不決、優柔寡斷，代表新陳代謝（消化之火）無法正常運作，正意味著對我們的身體沒有組織管理能力，此時，病毒就會佔上風。

此外，人類也有感知和情緒，若能夠掌控情緒，病毒就會輸！因此，良好的情緒管理，是病毒的敵人。但在經歷諸多生命事件所帶來的當下感受，若長期沒有消融負面情緒，會形成大腦迴路系統的轉變，而影響血清素、多巴胺、乙醯膽鹼等分泌，當這些不舒服的感覺沒有被充分轉化，則被視為「負荷」（Charge），就會開始截斷一個人朝向積極樂觀之路。

這些都會在無意識裡影響一個人生命的發展，並吸引

心癒力

靈氣療法，平衡身心靈的能量治療方式

靈氣療法是一種促進身心靈平衡和療育的能量治療方式，由臼井甕男在 1922 年開創。靈氣（Reiki）結合了兩個日語詞彙：「靈」（Rei）表示精神或能量，「氣」（Ki）則表示生命能量或宇宙能量，時刻影響著我們的生活和身心健康。

人體周圍存在著一種稱為「氣」或「能量」的生命力。當這種能量受到阻塞或不平衡時，就會導致身體、心理或情緒上的問題。靈氣調育師通過將宇宙能量引導給患者來平衡、清理和激活他們的能量場，從而促進身體的自我療育能力。

在靈氣療法中，調育師會透過雙手懸停在身體上或眼睛靈視，將能量傳遞給患者，促進能量流動，解除阻塞，恢復身心靈的平衡。靈氣治療患者可能會感受到溫暖、輕飄飄的感覺，或是內在的平靜與放鬆。聽起來好像很複雜，但我們在日常當中已經在不知不覺進行了最簡單的「靈氣療法」，例如每當頭痛時，將手掌覆於頭上來舒緩疼痛；肚子痛也會將手掌按在肚子上；又或者有人情緒低落時，我們會牽對方的手、輕拍背部來表示安慰，都是將能量傳送到體內，達到舒緩效果。

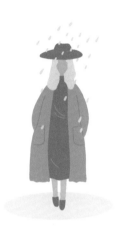

人類天生擁有感知「氣」的能力，
人體周圍存在著一種，
稱為「氣」或「能量」的生命力，
影響著我們的生活和身心健康。

重複性、破壞性、摧毀性的事件進入生活，而人類的無意識有90％都會受其影響，若沒有適切調育轉換，身體健康、家庭關係等都可能被波及。因此，一旦人們處於正面積極的想法，讓自己保持幸運喜悅的心態，就能抵禦病毒。

⊙動態脈輪呼吸法

在調育第一階段，排除 Ellen 體內的毒素，以及轉化負面情緒之後，接著來到第二階段——動態脈輪呼吸法。

透過動態脈輪呼吸法探查深植內在的恐懼、長期壓抑的憤怒。恐懼並非是錯誤的情緒，而是人類非常古老的情感之一，可以幫助一個人做出反應以保護自己，當我們因某件事情感到為難時，它是必要的反應機制。

當一個人該有恐懼的情緒，卻呈現投降與麻痺時，反而會產生危害，降低行動力與保護力。恐懼會讓血管收縮，血流變慢、變弱，讓身體無法得到營養和淨化，在體內堆積了廢棄物卻無法淨化，而變得老化。

相反地，當一個人情緒放鬆時，血管就能舒張，血流自然順暢，讓血液得以淨化、恢復活力、提升防禦力。

保持放鬆的狀態，透過動態脈輪呼吸法活化大腦神經元，有效為深層壓抑的情緒獲得強烈的轉控，也是讓身體遠離病毒的有效方式。

若能正視恐懼，就如同電影《少年 Pi 的奇幻漂流》（*Life*

of Pi）的男主角，他能正視恐懼，即使老虎銳利的雙眼緊盯著 Pi，他也沒有把它（恐懼）推開，反而為自己帶來力量，最終獲救。我們可以選擇讓「恐懼」變成力量，也可以讓它變成弱點，完全取決於自己。

內在的安全感會讓人覺得自己是受到保護的，而恐懼會增加內在的不安，當一個人長期處於恐懼擔憂時，會促使潛力降低，無法對危機做出立即性的反應，喪失戰鬥力及生命能（Prana），因此內在的安全感，也是病毒的敵人。

⊙ 德式韻律按摩與情緒觸療，釋放心靈的枷鎖

我接著運用幾次的德式韻律、依莎蘭按摩學派、阿育吠陀療法、乙太體淨化修護療法等，交叉進行身體的調育，主要是人體有許多情緒對應區，包含腳底板等反射區及身上的觸覺感受器，會連接興奮、焦慮、恐懼、沮喪、憤怒、挫敗等情緒。

按摩的終極意義，也在幫助我們釋放積累在內在的情緒能被流動出來。在經驗眾多肢體療法學派的治療方式之後，如同肯恩・戴特沃德在《身心合一：探索肢體心靈的奧妙互動》一書中，曾寫下了這樣的觀察：「每當胸部肌肉得到舒展時，被遺棄或被忽略的感覺就一再出現；按摩背部上方則會產生強烈壓抑的憤怒情緒；按摩下顎會釋放出悲傷；按摩臀部釋出性壓抑及深層恐懼；至於按摩肩膀則會傾訴無窮盡的負擔和透不過氣的責任。」

進行身體療程的最高境界，不僅在於神經訊息傳導的交換，也幫助人們的覺知意識提升。

透過對自己的深入觀察，開展身心之旅，體驗到源源不絕的愛與活力在體內竄流，同時恢復身體與心靈的和諧安適。

當身體能量都回歸平衡流動，藉由靈氣及乙太體淨化修護療法，在人體精微系統能量層工作，加速移除過去早期壓力所產生的負面想法，能讓氣場更加穩定地流動。

本次調育內容

◎芳香療法◎香氣抓周

◎依莎蘭按摩

◎動態脈輪呼吸法

◎西藏靈氣、日本臼井靈氣、西方靈氣療法

◎德式韻律按摩、情緒觸療

◎乙太體淨化修護療法

◎阿育吠陀療法

（包含阿育吠陀按摩、耳燭和鼻壺淨化）

心癒力

正確生活方式，調和身心的關鍵

　　Ellen 因長期失眠、對聲音和觸碰敏感所苦，內在經常感到不安、焦慮、精疲力竭，再根據平時的生活習慣、方式綜合分析，判斷她的型體屬性為 Vata 型。

　　每個人的生活方式，是我們一天當中做所有事物的總和，當我們不瞭解自己時，吃喝拉撒睡就會用錯誤的方式運作。因此，一個良好的生活方式，也決定我們的身心是否強壯。

　　若我們能認識自己的原始型體，例如四大體液說的「神經型」、「肝膽型」、「熱血型」、「淋巴型」等，或者是阿育吠陀醫學裡的「Vata」、「Pitta」、「Kapha」三大型體，我們就能擁有正確的生活方式，讓身心靈變得更加健康。

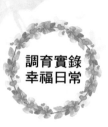

　　經過多次的調育，Ellen 的胃口變好，排便情況也有所改善，不再骨瘦如柴，每年追蹤婦科機能都相當穩定，消化代謝能力好轉，也讓膽結石的情況緩解，不再感到疼痛。

　　此外，與伴侶的關係變得更加親近和諧，彼此已能分享生活中的事物，丈夫也在生命重新敞開信任的滋養中，願意放手讓女兒出國深造。

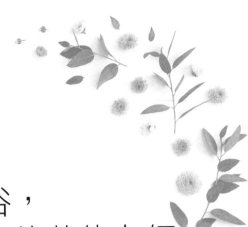

3-3

拋開世俗，
走入修行的藏傳上師

　　我覺得睡眠不足，因為一整個晚上半夜會起來上廁所將近 4 次。

　　有時候胃也經常脹氣，還有最近會感到莫名痠痛……。

個案小檔

藏傳上師 55 歲／女性

長年修行茹素，經常被失眠、脹氣、頻尿、痠痛疲憊所苦，而且肌肉含氧量不足，導致四肢浮腫。

「Siria 老師，我想推薦一個人給妳。」Anna 是長期都在我這裡進行調育的學生，她說之前去日本參加藏傳佛教系統的進修課程，在下課時，發現有一群人圍繞著一位德高望重的上師——也就是這篇我想要跟大家分享的案例。

上師是一名大約 55 歲的女性，Anna 在現場看見有人用傳統的方式幫上師按摩。

「我看了那個力道都覺得可怕！」她一邊示範，一邊皺緊眉頭，「我覺得他們的方式有些不正確，我想要把她介紹給妳。」Anna 曾經在美國生活多年，且曾是資深的瑜伽老師，對於自然療法多有涉獵，來找我進行調育後發現有所緩解，經常會推薦周邊的友人來找我，這次則是推薦了一位上師。

求助症狀：
從失眠到水腫，修行者的難題

這位上師一踏入我的空間，就立即感受到她是修為出眾的修行者，雖然已經剃度，但清秀的臉龐和白皙的肌膚，並沒有因為她的造型而被掩蓋，可以想見出家之前的模樣是多麼漂亮。

她非常高雅、有氣質，說話不急不徐，談吐及行為舉止都相當得體，剛開始還不熟悉時，猜想可能是上流社會的人士。眼神透露著修行者的慈悲以及嚴厲，讓人既想靠

近，卻也不會太過於放肆。

「請問您最近有什麼現象嗎？」按照慣例，我都會先詢問個案身體、心理方面是否出現不適症狀。

「我覺得睡眠不足，因半夜會起來上廁所將近 4 次，有時候胃也經常脹氣，還有最近會感到莫名痠痛。」由於長年修行，茹素的飲食習慣，在營養均衡方面，其實還是有些落差。

瞭解上師的情況後，依據五大循環系統脈絡發現上師的肌肉組織含氧量不夠，肌肉軟弱無力，甚至四肢異常水腫，靜脈和淋巴能量都已經失衡了，動脈循環也比較弱。

症狀溯源：
長期打坐、苦修致經脈氣瘀、手腳冰冷

在真正調育之前，我先用「德式韻律」來疏通上師的神經幹，並且搭配根基療法來放鬆上師的三大神經系統，讓經脈能量可以被帶動上來，同時也利用經脈補瀉原理協助提升比較虛空的地方。後來發現上師頭部有一些經脈特別腫脹，用手撫摸仿如山巒一般起伏，一樣透過經脈補瀉的方式來疏通。

「這是比較基礎的療程，需要先把身體的問題處理好，我們再接著進行心理調育，所以每週都要來一次。」我先

將上師虛空的地方調裡好後，再進行芳香療法調育，初期都是用可以化解沾黏阻滯及行氣的精油，來化解氣瘀。

上師的體內氣結特別多，我採用義大利永久花來調配精油，它生長在地中海地區，是身心療育效果最強大的精油之一，在處理能量「瘀堵」的效果上頗負盛名，所以利用它來促進氣脈的流動。

除了義大利永久花之外，還加了丁香、錫蘭肉桂皮、薑、晚香玉（夜來香），來疏通氣瘀、氣結的部分。因長期在苦修，上師的心輪也有僵化的現象，當時的我還不知道是什麼原因，因此就將安息香加入精油裡，安息香有讓人平靜、安撫的能力，是一種溫暖的精油，可以清除痛苦印記及負面能量。

除此之外，因為經常打坐，上師的腰椎也非常不好，下肢經常浮腫、雙腿也異常冰涼。還記得上師來找我的時候是一個炎熱的夏日，她的雙腿卻像是極地般冰冷。

「我以前會去印度的洞穴裡面閉關修行好幾個月，有時候是在北印度寒冬的地方修行。」上師可能看出我的驚訝，開口解釋。除了印度之外，她還曾於美國闢設精舍講經說法且弟子無數，最後回到了台灣。

經過幾次基本調育後，上師體內多處氣瘀、氣結已疏通，生理上的不適也漸漸調理到一個段落，接著就要進行下一個階段。

溯源調育：
解開創傷之結，重拾生命意義

⊙阿育吠陀按摩、顱腔熱油淨化療法

在之前調育的過程中，我感受到上師有一些深層創傷，進行了 4 至 5 次的德式韻律按摩和根基療法之後，再結合阿育吠陀按摩及顱腔熱油淨化療法，接著運用行雲流水（依莎蘭按摩）幫助氣脈能夠一氣呵成地帶動體內的氣。

在進行第 2 個階段的阿育吠陀療法時，我感覺時間點到了，開始協助上師探索內心深處的結。

「我有些好奇您當初走入修行領域的原因？」我一邊按摩一邊引導，上師聽到我的問題後停頓了一下，娓娓道來。

原來上師以前是官夫人，因為丈夫不斷外遇，經常在家洗完澡之後，就馬上出門約會，甚至經宿不歸，他們維持了貌合神離的婚姻關係好幾年。

「那時候我覺得自己就像是個花瓶，整天獨守空閨，人生好像沒有什麼意義。」因緣際會之下，她接觸了佛法，就像是看破紅塵一樣，一段時間後就決定剃度出家，走上了修行的道路。

阿育吠陀療法是處理創傷層面的專家，所以調育後，造成上師氣瘀的過往癥結，有了更多的流動。

雖然她已經沒有這些包袱的存在，但身體細胞還是會有印記存在她的肌肉組織裡，所以我在眉心輪使用顱腔熱油淨化療法，讓上師的松果體和邊緣系統可以喚醒生命中美好的狀態，讓整個身體和能量狀態慢慢沉澱下來。

經過這幾次的調育後，上師的狀況越來越好，臉色白裡透紅，嘴唇也不再呈現發黑狀，就連信徒都可以看出她的改變。整個調育過程大約 4 個月，接下來的調育課程不需要太過密集，只要定期回來淨化就好。於是，她又回到了帶領信徒前往不同國家的修行日常。

之前得知上師要去印度達蘭薩拉參加佛教法會，住在藏人的學校時，深感特別，再加上想一親喜馬拉雅山的芳澤已渴望多年，於是邀媽媽與丈夫一同前行。

因為是高山上的鄉間小路，所以非常陡峭，還要換不同的小車進山，一路上不斷顛簸上下，彷彿在玩雲霄飛車，非常痛苦。

「現在的山路已經沒有以前崎嶇了。」上師安慰我們，即便如此，但路面坑坑疤疤，再加上是大雨過後，道路都是泥濘，我看上師並沒有很大的反應，還羨慕她。

「以前我會暈眩到不行，有時候還會上吐下瀉，非常嚴重。但上次我嘗試了妳之前教的療法，讓我全程十幾天都沒有這個問題，精神狀態都很好！」

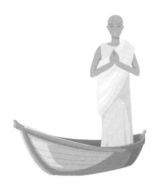

安息香有讓人平靜、安撫的能力，
是一種溫暖的精油，
可以清除痛苦印記，
消除負面能量。

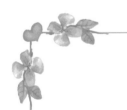

本次調育內容

◎德式韻律

◎根基療法

◎經脈補瀉

◎芳香療法

◎阿育吠陀按摩

◎顱腔熱油淨化療法

◎依莎蘭按摩

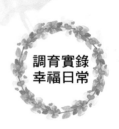

　　有一天我收到了一張照片，那是一雙修長纖細，沒有絲毫贅肉的美腿，正當我疑惑地回了個問號貼圖時，她傳來一句話：「妳可以看出這是誰的腿嗎？」

　　原來經過之前的調育，讓她找回了 20 幾歲時擁有的白皙修長雙腿，不再像以前一樣浮腫。事實上，在調育初期曾提醒過她：「我擔心妳有糖尿病的前兆，記得去醫院檢查。」沒想到她真的有聽進去，檢查結果的確是在糖尿病的邊緣。

　　「我真的非常感謝妳當初的提醒，讓我早期發現，早期緩解。」

　　有時候在幫助人的過程裡面，看起來是自己伸出了援手，實際上我們也獲得了很多回饋和能量，這些都是互相交會、流動的，所以我也很感謝這個美好的緣分，到現在很多年，我們偶爾還是會問候道安。

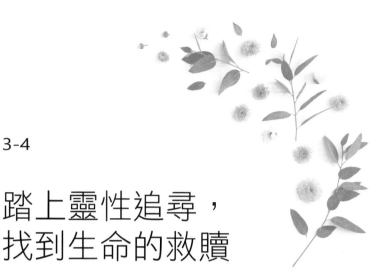

3-4

踏上靈性追尋，找到生命的救贖

在一次次的諮詢過程，對於艾莉的認識也日漸加深，有著不溫暖的家庭，且在暴力的陰影下長大。

隨著調育過程的進展，她又是如何在引導中一再翻轉生命，走向靈性覺醒之路……。

個案小檔

艾莉 23 歲／女性

原先從事證券內勤工作，後來轉職進入 SPA 行業，一路輾轉曲折，更因父母感情不睦加上父親及哥哥暴力對待，長期壓抑與忍讓性格，導致內分泌失調、掉髮和膿瘡的內外問題。

「唯有放下掙扎，才能看見一切的實相，縱使事前做足萬全準備，遠不如上天為了讓我們打破極限與框架，所給予的最直接挑戰！」我對眼前的艾莉說。

「薛博士，妳說的我都知道，也很想要勇敢嘗試……。」她雙眼泛紅，手心緊握，彷彿要壓制住內心強烈的渴望，一顆堅決想要改變的心，等待破蛹而出。

針對這名個案，我想要以不同方式來敘說，在於當她第一次走進工作室的時候，似乎就感受到了特別之處，彷彿冥冥中與我相應。

艾莉來自一個單親家庭，從小父母失和且在暴力的陰影下長大，國中時母親斷然離家，之後開始肩負母職，一邊完成學業，一邊要照料父親及兄長生活起居，豈料生活沒有如此輕易地放過她，更艱難的考驗隨之而來……。

求助症狀：
成長過程的苦難，堆疊成生命的不安

生命總會發生不在招架中的事，越逃避的事情，越會招引前來。

在一次次的諮詢過程，對於艾莉的認識也日漸加深，有著不溫暖的家庭，成長階段更曾差點遭受近親的侵害，在當時「#MeToo運動」尚不時興的年頭，遭遇到這類惡事，大多只能隱忍，特別是艾莉，害怕暴力的父親得知後會釀

成不可收拾的災難，於是默默吞了下來，造就性格上的怯懦與不敢表達。

「那時候的我，真的不知道該怎麼辦？失去了重心，也沒有任何依靠，只能自己摸索前進……。」種種生活的壓力之下，所幸艾莉沒有真正放棄自己，只是身體開始出現了症狀，包括嚴重落髮、額頭和臉部長出許多大膿瘡，讓正值花樣年華的女孩蒙上了一層層陰影。

後來，輾轉透過芳香療法的協助，不僅幫助自己改善落髮和膿皰，更替後來中風的父親，緩解了皮膚濕疹、盜汗、高血壓的症狀。慢慢地，她發現自然療法的奧秘，閒暇之餘會開始查找資料，多方涉獵，彷彿照進了一絲光明，指引著她的前路。

「薛博士，這幾種精油要如何搭配？」現在的她，已經進入了 SPA 行業，聽著她如何從追趕業績、埋首報表的證券辦公室，換成一瓶瓶的精油、各種按摩手技等等，神情既忙碌又開心，相信轉換工作對她而言，確實是一個對的選擇。

「妳不要再博士、博士的叫了，以後稱 Siria 姐就好了！」我看她年紀小我一輪，又頗感親切，於是私下互動時，就不再拘泥於小節。

但我從她的一些互動中，仍感受得到成長期間遭受的苦難，宛如一道印記仍困在她的身體，使她有種施展不開

的感受。我希望透過接下來的調育引導，幫她解開那層層疊疊的枷鎖。

症狀溯源：
直面恐懼，找到自己的價值

「唯有勇敢迎向越害怕的恐懼，就如同直接被老虎（恐懼）吃掉，恐懼也就消失了，這個過程正是合一教導最具經典的精髓代表之一。」我對艾莉分享，合一教導總把恐懼比喻為老虎，要我們直面恐懼，不如直接讓老虎吃掉，通過一次又一次藉由生命事件所發生的事件，進而領悟到真諦。

「哇，這個故事很有力量，我喜歡！」艾莉一臉驚嘆地望著我，然後突然低下頭，低聲說：「我確實曾經無法勇敢表達自己和堅持立場，也常勉強自己去做不想做的事！」

「沒關係，生命的際遇其實都是被安排好的，只為了與真我有最好的遇見！」我鼓勵她，要勇敢探索自己的內在聲音，也要試圖與內在小孩和解。

「而且我討厭每個人叫我妹妹！」她突然有點生氣又略帶撒嬌口吻說道：「但只有妳會喊我艾莉，讓我感覺受到尊重，而且很溫暖，這也是我願意繼續來這裡的很大原因。」

「未來不論到哪裡，都要記得不要讓人喊妳『妹妹』，妳有名有姓，而且有著良好的稟賦與潛能，永遠都不要小看自己，也不要讓人貶低了自己，永遠以自己的名字為榮，創造更多的價值！」我堅定地看著她。

「謝謝 Siria 姐，我不再感到恐懼了！」她點頭回應。

溯源調育：
淨化未消融的情緒，踏上靈性的追尋

⊙靈性入門的起點

「上個月騎車被追撞，所幸沒有大礙，只是現在膝蓋還是會隱隱痠痛……。」艾莉說著。

「妳有沒有想過，膝蓋所受的傷，有沒有可能源自於青春期的創傷，仍有未消融的糾結情緒呢？」我透過這次事件，引導她看見自己的內在衝突。

關於過往那些未消融的情緒，在身心靈系統中被稱之為「負荷」，而在印度合一靈性大學的系統，則用英文的「Charge」代表負荷的字眼，亦即當這些未經驗完的情緒，會在無意識裡創造新的相似情境與事件。

若人的意識層次被這些過往的情緒牽制影響，就會在意識層級產生對應性的關聯。

「我希望這些對妳有所幫助！但師父領進門，修行在個人。」因為艾莉有意願深入探究靈性領域，我就陸續介紹一些經典作品，提供她日常的鑽研。

我透過自然療法的引導，從開始的調息呼吸法、芳香與能量療法、阿育吠陀強效淨化冷萃療法，抽絲剝繭帶著她看見自己隱微的心緒，一步步找到了生命的救贖，而後也因為身心的轉化，艾莉也分享自己感染了正值情感創傷的堂妹，堂妹又影響了職場上的同事，一個接著一個的年輕人一起有了共學的意念，甚至組成了讀書會。

⊙從花精系統，一路到各種能量療法

當時的艾莉已經接觸花精系統，學習各種能量療法的應用，也開始展開前所未有的探險旅程，各種實務操作、心靈舞蹈、顱薦骨療法、阿育吠陀醫學中的應用及型體診斷學、輔助儀器的操作實務，更在因緣際會之下，開始靈氣療法的學習，讓自己的身心都得到最好的淨化提升。

她跟我分享多年前，曾有一段刻骨銘心的感情，卻因上一代父母因素而撕心裂肺地心碎，對方最後那通電話說著分手，其實從來都沒有誰會因為失去誰或沒有誰，就不能活的，因為每個人都是自己獨自的來、又必須獨自離去！

「那一刻的領悟，是生命中極大的釋然。」當她再次想起這些，才發現過去乖舛命運的挫折，都是多麼微不足道，那一刻才明白，當初那些無緣的人事物，包括父母和

親人的考驗，都只是上天派來的使者，為了完成靈魂淨化而出現的祝福啊。聽完艾莉的分享，頓時感到她已經找回自己，更勇敢活出自己了！

⊙啟靈之旅，轉化並昇華性靈

「一切的路都沒有白走，原來都在鋪陳這一切，直到我成為自己、看見自己、成為年幼時期就渴望成為的『有用的人』。」

當艾莉跟我分享這段開悟感受，我感到一股熱流從腳底湧升，一路灌至頭頂，我想這就是所謂「醍醐灌頂」了吧！

多麼感謝這段調育之路，終於迎來另一種的開花與結果，這更是始料未及的事情，而這一切都源自於她自己的勇氣與韌性。

我始終相信，人生是一條找尋自己的道路。當一個人能夠看見自己的價值，就能看見生命的終極意義，無非就是愛與接納、面對與勇敢、感恩與寬容。最終，重塑了生命的完整性與原貌，而這層領悟即是見山，又是山。

透過一次次的調育引導，她也隨我踏上啟靈之旅，探索古印度聖地，走進靈性聖境的自我追求與精進，最終的她成為一位傑出的身心靈教育家，真正做到為自己、為他人打傘的精神與內涵。

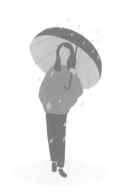

人生是一條找尋自己的道路，
當一個人能夠看見自己的價值，
就能看見生命的終極意義。

本次調育內容

◎調息呼吸法◎芳香療法
◎阿育吠陀強效淨化冷槃療法
◎身心靈療法的整合交叉運用
◎參與啟靈之旅，轉化並昇華性靈

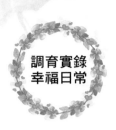
調育實錄
幸福日常

　　在艾莉的身上，我們看到了自癒育人的具體成功案例，提升了自我，還不忘造福他人，在這個過程裡，她應用各種自然療法擴大調育能量，我也透過這個具體案例，應證了身心靈療育計劃有其必要存在之處。

　　艾莉透過身心靈整合教育的生命歷程，不僅僅療育了自己，也扭轉了家庭關係。然而，最重要的是在不同的人生階段中，藉由自我覺察與發現，從中跳脫框架的轉化，滋養出能豐富自己生命閱歷的自我力量，並與內在高我及宇宙意識連結，看見生命的一體性與完整性，最終更改寫了命運，領悟出生命的真諦與意義，覺察出生命每個歷程都是最美的風景。

　　人生的路從來都沒有白走，沿途間，不論是崎嶇蜿蜒、波瀾險阻、驚滔駭浪，抑或是平坦遼闊，每個景緻都只為了鋪陳下一個光景，如同人體心電圖，波折曲線有其存在的必要，才得以讓生命延展，邁向美好之境。

結語 維持內在那盞 靈魂不滅的神性光

高空彈跳，總有落下的那一刻。

經驗這件事情之前，我們有著各種想像空間與期待值，因此在尚未體驗前，許多預設便開始；而當我們經驗完成，讓自己放手一搏跳下去的那一刻，發現原來就只是這樣，然後一切就結束了。

但是當我們從高台下來的時候，我們卻停留在前一刻的感受，依然意猶未盡，如同大快朵頤吃完美味的一餐，齒頰留香地想要再抓住——停留在味蕾間的跳動。

於是，當落幕時，我們卻總想再去緊抓些什麼，好留下永遠的高峰體驗，才感覺安全與飽足。

這種相似的情境，不難從當我們看完一場很棒且毫無冷場的電影，或是欣賞某個膾炙人口的靈性或藝術大師演出，抑或是上了一場當下覺得很有意義的靈性課程，就能從中發覺到……。

但生命從來沒有過度乖張又浮華的演出，我們以為那

些高峰甚至可以使我們更加感受到生命的與眾不同，或是自己的獨特性與獨到之處。

/

原來，一切不過只是內部無意識緊抓著的虛構幻象。

終究，名留青史的，從來都不是多麼巨大的光環，只有內在最至性的，那靈魂不滅的神性之光。

我們要追尋的，不是那個獨特非凡的意義，若是能細膩地去體察生活中的細小事物，其實所謂的意義，也都早已一點一滴地在這些看似不起眼的事物裡。

如同蘋果電腦的賈伯斯，在他生命的最終一刻，也才體會到生命的終極意義，不在追求於那些名聲、財富、地位，只有兒時或人生最窮困的那時期，所有的情感體驗，才是最永恆不滅的部分。

/

再好的老師，也不過只是透過各種生命的學習，而走到了這一步的體悟。

從來沒有明星老師、明星學校，因為每一個人，都是我們心中的老師。

就連一個乞丐，都有我們值得學習的地方。

最重要的是，始終維持——那盞靈魂的光！

自我調育｜居家日常的實修與練習指引

　　生活中夾雜著各種遭逢的變故、事件所帶來的情境，以及在人際互動經驗的積累，形成我們在關係中的應對。過去未被消融的情緒，成為無意識中的負荷，影響著信念系統與判斷事物的能力，也決定是否在每一個面臨人際溝通當下，產生出智慧的抉擇。

　　我們可以透過日常的覺知與步驟，協助擁有自我修復的力量。

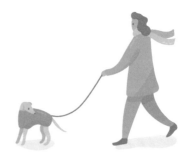

在我們進入這個居家調育實修前，可以先有個初步的概念，亦即每個人都帶著靈魂的阿卡西紀錄（靈魂記憶卡）來到世間，其生命是被十大程序所控制，包含：

一、前世

二、基因

三、被受孕期間及在母親子宮中的想法

四、出生後前 6 小時至前 6 年

五、6 歲至現在

六、全球集體意識（集體的頭腦，所有念頭流經你）

七、太陽系（太陽和行星都圍繞著你）

八、銀河系（所有星辰、銀河特別有個中心稱為 Mula，如科學家所說，從那裡控制了許多活動）

九、宇宙

十、其他次元（包含祖先、父母、已故的人）

生活中夾雜著各種遭逢的變故、事件所帶來的情境，以及在人際互動經驗的積累，成為我們在關係中的應對。

當下有時為了生命得以繼續前行，選擇某種方式來迴避造成更多危急的狀態，以致讓這些過去未被消融的情緒，形成無意識中的負荷，影響著信念系統與判斷事物的能力，也決定是否在每一個面臨人際溝通當下產生出智慧的抉擇。

有了上述認知之後，可以透過以下的覺知與步驟，來協助擁有自我修復的力量。

審視洞見

當面臨關係情境下，如何拿捏得當、溝通得宜，當意見分歧時，不妨先審視以下的洞見，地球核心上的每個人都是一樣的，不論是誰，都需要愛與被愛。

⊙人類的 6 種需求

（一）確定性

我們一生中總試圖朝著兩個面向努力，因為這最容易使我們感到安全感。

關係穩定：在一個變化萬千、不安全的世界裡，有一

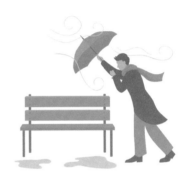

當你傾聽，一切都會變簡單，
一切便成為行動。
面對內在曾有的負荷，
慢慢地，就能倒空所有負荷，
而給予內在足夠的空間。

樣東西可以帶來安全與滿足，就是關係，特別是家庭關係就如同大樹的根，使人充滿支持的力量。

財務穩定：變化始終貫穿於人類的文明，變化在疫病時代後，正以幾何級數發生，通貨膨脹帶來的影響，可能導致一個機構、組織、社會的動盪，都足以促使自己與他人原先鞏固的信心瓦解，特別是因戰爭迫害而流離失所的人們。

（二）多樣性

日常生活中，每個人都需要多樣貌的探索與新鮮嘗試，舉凡吃的、穿的、用的、影音享受等，才能讓人生的閱歷充滿豐富性。

（三）愛／被愛

所有人都想要被愛，包含從父母、兄弟姊妹、朋友、伴侶、同事和孩子那裡獲得，也渴望愛自己與他人。

（四）重要性

每個人都必須感覺自己是被尊重的、是重要的，不論在職場、在同儕間、在家庭裡，都渴望一份認可與重視。

（五）成長

每當有成長時，會很自然地走上貢獻，這是齊頭並進的，因為當人們有了成長，會很自然地想要分享。例如當我們看一部好電影或書籍，就會想與他人交流分享，在生

命各種階段，我們都有成長的需求，不想讓自己停滯不前，否則就會感到生活呆板無聊。

（六）貢獻

若人們成長了，就無法保持沉默，會想要給予，必然覺得自己可以對社會有些貢獻，我們並不只想在這個星球作為浪費時間的過客，而是渴望做出一些貢獻，讓人們得到益處。

當我們「成長」又「貢獻」，其他的 4 個需要會自動被滿足，但最好的成長，是在意識上，而最好的貢獻，是去幫助人們在意識上成長。因為當我們這麼做，意識將隨之提升，如果專注於此，會得到生命裡的一切。最終，其他 4 個需求也會自動到位，生命裡所有的領域都將圓滿。

「成長」和「貢獻」不可分離，如果重視成長而忽視了貢獻，就會變得自我中心。因此，當我們面臨關係中的緊張或窘迫，頭腦的慣性只會聚焦在前四者需求，若我們能把覺知拉回最後這兩項，並透過接下來的方式，就能釐清和消融這些幫助情緒流動的阻礙。

高低頻的意識層次

意識層次分為高頻或低頻，較高頻的意識如同生命的推進器，能產生建設性、創造力、吉祥的磁力，吸引好的事件與際遇來到生命之中；而較低頻的意識則會形成強迫

性、重複及摧毀性的磁場，吸引更多的衝突與矛盾，綑綁住生命，讓一切變得更加窒礙難行、必須步步為營，且會驅策我們重複地去做什麼，即使再努力，也無法順心如意。

有了上述的理解後，我們可以與內在的信仰或高我產生良好的連結。

⊙與內在的高我神性或較高意識，好好連結

讓自己處於高頻意識層次。會處於較低意識的主因，多半在於有不同「負荷」，即「未消融的情緒」沒有被處理。

面對關係的窘迫

我們可以在面對對方時操作這個練習，也可以找一個安靜舒適的空間，在內心邀請對方來到面前，與對方的意識連結進行。

⊙面對面，眼睛注視眼睛

當對話時不要把臉轉開，不要看天、看地或滑手機。如果你看向別處，表示忽視對方的需要，目光盡量保持在對方的臉上，而且眼神要柔和，不是盯著看。

改變慣性呼吸頻率

每當我們面對關係緊張時，會不自覺因壓力而讓呼吸變得短淺，影響了判斷事物的能力。

⊙呼吸變緩慢

有意識的吸氣、吐氣，一旦放慢呼吸，你的頭腦也會跟著放慢，就能將焦點轉向內在。

此刻，內在才會開始傾聽，不再聽外在，不管對方的話語、聲音是什麼，都可能會勾起你內在的東西，一個個冒上來，此時，毋須去做任何事。

當你傾聽，一切都會變簡單；當你未傾聽，只會注意對方為什麼不瞭解自己。

如果你專注於外在，你是無法注意這些隱微之處，倘若你傾聽，一切外在都會自己釋放，一切只是你的負荷，因為你的對象只是你的一面鏡子，它冒上來只是去看到你不自我接納的 6 個層次——你的身體、童年、過去、能力、人格、情緒。

只要傾聽，看它就如同是一部電影，一切便成為行動，面對深植於內在曾有的負荷，慢慢地，就會倒空所有負荷，然後你的內在便會變得很有空間，接下來自然就會知道怎麼辦。

練習指引二：
情緒保養品的力量工具——情緒釋放技術的練習

可將情緒視為一個中立的角色，它是一體兩面，既可以是充滿戲劇張力，也可以反轉為促使人積極向上、成長邁進的能量。

若是能夠善用這些在情緒的反射點，能幫助我們將悲傷轉化為力量。

一、用 3 根指尖輕敲每個部位 5 ～ 9 下：

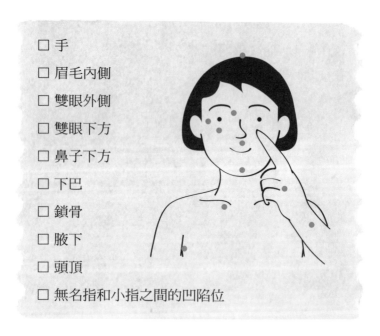

□ 手
□ 眉毛內側
□ 雙眼外側
□ 雙眼下方
□ 鼻子下方
□ 下巴
□ 鎖骨
□ 腋下
□ 頭頂
□ 無名指和小指之間的凹陷位

二、在輕敲的時候，附加以下句子：

- 練習句型一：「雖然我……，但我還是深深地並且全然地……。」

- 練習句型二：「雖然我……，但是我願意……。」

舉例參考一：「雖然我現在很沮喪，但我還是深深地並且全然地接受我自己。」

舉例參考二：「雖然我因為工作表現差而感到慚愧，但是我願意全然接納並愛我自己。」

- 我的練習：

_____

_____

_____

_____

_____

_____

_____

_____

練習指引三：
小我遊戲的自我生命覺察與日常反思

通常我們面對外在經驗某些情境，大腦的理性區有個慣性，就是要先分析判斷。這是源自於遠古時代，當我們遇到危急，需要直接做出判斷，抉擇要選擇征戰，還是落跑以維繫生命的生存之道（即打或逃原理）。

當人類文明持續發展，如今已無須在叢林野地，為了生命的繁衍生存而面對攸關生死存亡的抉擇後，大腦皮質所演化發展的狀態，使我們習慣要保護自我，自我為了要生存而運用出 6 種遊戲，或稱之「小我把戲」（Ego Game）。

進行探討之前，需要先瞭解，並沒有一種單獨的東西叫做「ego」（小我），而是為了要保護自我而產生的機制。此 6 種遊戲分別為：

一、「掌控」

在一個情境中，我們通常會抱持某種觀點，去回應自身所處的情境狀態，而這些答案或反應，其實來自於我們所處的世界，而非最外面這個大的世界。

我們是從自己所在的那個小小的世界裡所經驗的，而從這樣的經驗當中，才會說出那樣的話語。

此外，我們的想法和觀點，都來自我們經驗到的大大

小小世界，所以我們想去或願意嘗試某些新的事物，這事物可以是任何東西，例如我們的伴侶，當我們肯去接受這個人，因為他合於我們的世界所想要的用途。

其中，掌控又分成 3 種類型：

（一）直接掌控

⊙運用聲音：可能拉高音量、大吼大叫等。

⊙運用身體的姿勢：瞪對方或用眼神瞧他們，我們不難從公共場所看到一些父母，他們可能不方便大聲罵小孩，就用肢體或眼神來掌控小孩。甚至現在很多人喜愛養寵物，也會用肢體語言掌控他們的寵物，因為牠們不會像小孩一樣頂嘴，所以這可能會是人們最好練習掌控的方式。

⊙運用話語：假如另一半難搞或不照我們的方式做，我們就感覺對方不信任自己，所以就用別人易受刺激的話來操控他。

（二）間接掌控

我們不會對他人大聲咆哮，但會用柔軟語調，例如：「我現在正在幫你！」透過這些聲音，或討好的字眼、技巧、才華來控制其他人。

甚至展現出自己懂得比別人更多，透過這些方式去掌控。例如我們不喜歡別人獨立，好仰賴我們，或藉由想療癒老公的傷痛，而發現老公的朋友比我們還可操控他，以

致令我們生氣，不允許男人有 man's talk 或女方有閨密，總想掌控另一半的行程，於是就用這種技倆來操控別人，讓對方感覺自己很差勁。或例如別人忘了送我們禮物，就刻意送對方更大的禮物使其內疚。

（三）讓別人有罪咎感

故意抓住某個人的弱點，就用這個弱點讓他產生罪咎感，這在伴侶之間，或父母對小孩的模式中最容易看到。

例如：「你看，我都記得妳的生日耶，你都不記得我的！」或「你看，我過年都想到全家人耶，你都沒有做什麼什麼，好歹你也帶我們出去走走！」或是「你看！我每天下班都趕回家煮好料給大家吃，為了你，我嫁到這麼傳統的家庭來，放棄自己想要的生活，重新適應新環境，至少你也應該記得我們的結婚週年紀念日啊！」或是父母對小孩……。

小我總想掌控，當我們贏了，我們會感到非常快樂，但當我們受傷了，便想要復仇，慢慢地，人們便會遠離你，而且只有贏的那一剎那，才感覺到某種快感，但過了一段時間，才會發現自己並不快樂。

二、「拒絕被掌控」

我們總想拒絕被掌控，喜歡一切都在自己的自主之下。

每個人應該聽我的話，但我不受人控制，不喜歡任何

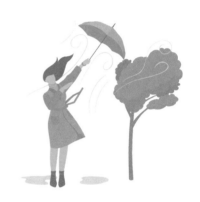

小我有多麼希望掌控別人,
也就有多麼不希望被掌控。
透過小我遊戲,
進行生命的覺察與反思。

人控制自己。

很多人說話很大聲，但他們不知道自己在控制別人，小我有多麼希望掌控別人，也就有多麼不希望被掌控，習慣這樣的人，你沒法逮到他，拒絕被掌控也是小我，其實他想說的是：「你憑什麼告訴我該怎麼做，我用我的速度和方式來做！」我可以給別人建議，但別人不要給我建議。

每當我們有 ego，不管對方說什麼，我們就認為別人想控制我，即使很小的事情，都無法克制自己往這方向想，所以寧願破壞關係，也不想被掌控。

當你總是拒絕被掌控時，它使你變得盲目，看不見你已經把所有的人都推開了，無法看到關係已進入危險區。

「合一大學」的創辦人聖哲巴關（Sri Bhagavan）說：「防衛者是投手，所以不用當球員，拒絕被掌控其實是一個我執。」由於那些小我遊戲，我們失去成長的機會，因為當陷溺於「拒絕被掌控」的小我把戲中，就會不斷想要證明自己是可以的，因而失去了學習的機會和喜悅。

每當別人給你事情，你便不想做，也不想遵從，總是想要背道而馳去做相反的事情。

三、「我是對的」

「我永遠是對的，無論我做什麼，我都是對的！」

每當有人指出我們的錯誤，但我們總是想去證明對方

才是錯誤的。我們會給出所有邏輯的答案，只為了證明自己是對的。

四、「你是錯的」

「如果我是對的，當然你就是錯的啊！」

當孩子打破杯子，你就問：「為什麼要打破杯子？」難道自己小時候沒有打破東西？當別人犯錯，就感覺自己很安全，因為不用看到自己的錯誤，然而別人一旦犯錯，我們會再三提醒對方：「你是錯的！」這樣好取得安全感。

每當有人犯錯，便把注意力放在他人身上，而不在自己。因為小我想要得勝，想要贏，在任何爭論當中，都想證明自己是對的。

在親近的關係當中，總是不跟對方道歉，反倒會說：「我想告訴你啊，但你都不聽我的！」然後他說一遍，則會提醒他至少 3 次「你是錯的」，如此下去只有爭吵，並導致關係破碎。「掌控」和「你是對的、我是錯的」有什麼不同？在掌控中，沒有要去證明什麼，只是認為「我是高位，你得聽我的」這件事而已。

五、「存活」

你想要在這兒堅守你的立場，我們就不想去聽別人的想法，當我們有我執在，自己可玩這些遊戲，但別人不能。

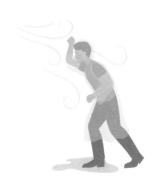

無法聆聽別人，就沒有成長；
當你沒有成長，便無法學習；
當你沒有學習，便無法得到喜悅，
而且將破壞人我關係。

有個男生在玩袋子，一個有開口，一個沒有，神對他說：「你只需要看有開口的地方！」於是，他感到開心，有一天他想到：「為什麼不看那個沒有開口的地方？」結果越來越不快樂，為什麼？因為第一個袋子裡是看自己的錯，這可以幫助成長，而第二個沒有開口的，是看到別人的錯，反而讓心封閉了。

無法聆聽別人，就沒有成長，當你沒有成長，便無法學習，當你沒有學習，便無法得到喜悅，而且破壞了關係（ego＋立場＝固守緊抓立場）。如果當你願意聆聽別人，就會經驗到對方，甚至會得到許多幫助或啟發，生命開始有所成長，進入一段美好的關係狀態。

基本上，誰都不願承認自己的想法有錯，若當自己錯了，這個小我便無法生存下去，小我想要活下去，它不介意在生活中發生了什麼，因為它只想活下去。

六、「掩蓋」

如果你犯了錯，而且不但很明顯，大家還都知道了，你會說：「世界上沒什麼錯，其實只是兩個不同的觀點，你用你的方式來看，我用我的方式來看，那只是一個觀點！」你會用某個哲學或自創的一個哲學概念，只為了掩蓋錯了的實情。

這在我們接觸很多靈性課程之後，是相當容易犯的一種狀態，甚至可能還會假裝自己已經開發了最上面的 3 個

脈輪，是種美妙的神祕體驗，卻沒有覺察到自己並沒有落地的來看自己真實的狀態。我們會用很多美麗的故事和謊言去說：「不對！不對！不對！」

⊙我們何時會玩這 6 種遊戲？

當我們一開口說話，其實就在玩這個遊戲。我們時時刻刻都沉浸在遊戲之中，且習以為常地進行這些遊戲，只是自己根本毫無覺察。

當我們玩這些遊戲時，就失去良好關係的建立，連帶失去智慧，因為在遊戲之中，只有小我最重要。當我們被對方傷害了，我們不跟對方說話，也不想跟對方學習，更不想放下身段去經驗對方。它會造成我們智慧上的衰退，最後變成以自我為中心，成了靈性我執、靈性傲慢、靈性大頭症。

以自我為中心時，我們會耗損能量，看不到自己的衝突。因此，在第一個層次裡，要先意識到自己在玩這些遊戲，當你注意到它，覺知便會進來，一旦你看著自己在玩這些遊戲，你要祈禱，是我的小我重要？還是關係重要？

你要在宇宙更高智慧的幫助下，幫自己做出正確的選擇，慢慢地，就會看到小我是如何在傷害人我關係，而後小我便會慢慢消退。

如果你要讓它發生，需要持續看自己在玩這些把戲，當恩典或神聖之光充滿我們，小我遊戲才會停止。

因此，我們要向神性之光祈禱，告訴神，請幫助自己做正確的覺察，清楚看到自己正在玩這些遊戲，而且它已經在影響我們的生命。

⊙最佳的實修方式

「覺知是第一步，也是最後一步，沒有什麼是可超越覺知之外。」

實修時可做一個手印，這個手印可讓我們發現自己在玩這些把戲，只需要持手印靜心沉思，就會知道自己發生什麼，當我們越來越意識到它，之後就會有覺知。

手印由大拇指指腹壓住食指尖側邊，兩手都要，握持這手印，同時開始回顧自己的生命中，是如何在玩這些把戲，而這些把戲又是如何破壞了我們與周遭人們的關係，並傷害了自己和他人。

我們可祈請內在的神或神性力量移除在關係上的障礙，而後進行沉思。

（以上實修練習，建議先由專業靈性導師帶領，並在旁觀察、給予指引，等待有所進階或熟練之後，再於居家日常進行個人操作，並時時有所覺察，若覺得有異，務必請教老師。）

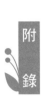

啟靈之旅｜
南印度 2024 初春
調療紀行

附
錄

2/26 ～ 2/29
南印度曙光村紀行──開啟五感的深刻體驗

　　被稱為理想完美的烏托邦，多少人夢想的南印度曙光村（Auroville），睽違多年後，我終於又回來了。

　　再度回到這個帶領多次團體造訪的熟悉國度──南印度曙光村，除了為從未到過印度的夥伴，或想來汲取建築養生村靈感經驗的團員精心安排，也圓了我多年期盼著參加這個一年只有 3 次的 Bonfire 黎篝之火盛大慶典靜心活動。我們選在 228 這一天，與來自世界各地 2,000 多人一起在清晨 4:30 到集合地完成報到。

　　背包和手機都被禁止帶入內，因為要維持黎明破曉時分的靜心品質。志工們在寄物區有秩序地辦理寄物，而我們 5:00 一起圍在金球 Matrimandir 前的廣場，在靜默中看著被巨大木材堆簇的篝火靜心。

1968 年由一位德國女士，被信徒稱為母親的阿爾法·薩創辦曙光之城。

曙光之城有著圓形的「大金屬球」，12 條輻射狀散開的路，象徵「神回應人類對於完美的渴望」。從幽微的清晨中，我們在廣場上迎來黎明曙光，而後安靜地聆聽創辦人印度哲學家 Sri Aurobindo Ashram 的教導影音畫下句點。

接連 3 天也分批進入金球 Matrimandir 內靜心，而且每個人額外有 45 分鐘可以進入周圍 12 個代表不同主題的意義花瓣室，每個花瓣室都由不同顏色波頻對應，或金球最底部的小水晶流水池靜心。

廣場還有盛大的音樂節，因曙光村的音樂工坊剛搬遷到新落成的區域，而我們預約聲音療育工作坊的當天，正逢它的落成典禮。所以工作坊結束後，很榮幸地參加這場儀式，而且還遇到印度副總理與隨扈到訪。

巧的是參加 Bonfire 的前一晚，民宿老闆特別跑來敲房門，拜託我們隔天幫忙載兩位來自德國的人。沒想到隔天清晨靜心後，回到民宿，我們又在早餐區相遇，她們對於我的工作和專業深感興趣，她們是因為德國好友移民來曙光村已經 20 年，其中一位正是帶領 Watsu 水中療育的治療師，所以特別飛來參加這個盛大又有意義的活動。

閒聊後，發現我們在芳香療法的領域師出同門，都是德國芳療協會前理事長 Monika Werner 的學生，而且她們與

恩師 Monika 一樣都是護理師背景，目前也都是活躍的協會成員，一直繼續推動著芳療及順勢療法。

隔天在曙光村的遊客中心晚餐時又巧遇，正好座位已滿，我們的座位被分在最大區還有好幾個空位，我詢問是否介意坐在一起，沒想到她們說非常樂意，而且渴望繼續交流，這才發現，她們那天也參加金球前廣場上的音樂活動演出。

這些知名的靈性音樂家還跟現場觀眾互動，每個人都發了特殊音頻的銅製鈴鐺，在某個曲目演奏間段，邀請現場觀眾輕搖鈴鐺，整個氛圍與聲音格外清澈、立體又鮮明。她們因為參與全程且在一開始就坐在現場，所以有拿到鈴鐺，很開心地秀給我們看。

我們因為是參加完聲音療育和落成典禮，又在選購聲音療育的樂器後才前往，所以沒能領到這個別具意義的紀念品。然而這樣的相逢，真的符合那句：「有緣自是千里一線牽。」

回到南印度曙光村，感覺更加繁華熱鬧，不僅是新落成的音樂工坊擴編，就連清奈的新機場也蓋得頗具特色。不再是那個昏暗的小機場，而且開了不同的航廈，國際與國內線區隔清楚。雖然 2019 年來時，許多新建設已完成，但經過這幾年的變革更新，不得不讚嘆城市的進步，卻也懷念起過去的樸實，如同我們台灣早期純樸民風般的市容。

印度真的是一個特別的國家，沒有持當天機票者，不

能任意進入機場，縱使持有機票者，仍只有起飛前 3 小時才能入機場。

夥伴們不肯相信我所說的，卻在回程飛台灣時印證了這個事實，也讓我跟著在機場外足足候機 12 小時，還好隔壁蓋了小商城，不再擔心要去充滿印度男性、鮮少女性出沒的簡陋小果汁店待著，也不用盡量憋尿，以避免要去髒髒臭臭、簡陋昏暗的公廁。

此外，商城一樓竟然還有星巴客這種國際品牌咖啡店進駐，這些現代化的連鎖店面，呈現時代的變遷感。但是不免在便利與純樸間，讓人有幾分傷感……。[9、10]

⑨

2/28

Bonfire 曙光村完整紀錄

⑩

2/29

音樂活動的一小段與
觀眾一起唱誦 Aum 和搖鈴鐺

空無真的是什麼都沒有

此行更安排我曾寫在博士論文《自然醫學與身心靈整合教育之相關研究——阿育吠陀療法與整合療法之交叉應用》裡的一對一水中療育 Watsu 及聲音療育。

同行的夥伴直說，這些與過去所學習到的銅鑼和頌缽聲音療法，是完全不同的，他們很感恩我為大家精心安排的這些活動。而我們在水中療育時進入很深的體驗，就連我這個旱鴨子在男性義大利治療師的解說與細膩帶領下，全然敞開與信任，有一度就像在母親子宮的羊水般包裹護擁著，眼角就快擠出淚滴。

也有一度，我進入了前所未有的真空狀態，像一個靈魂在宇宙中的黑暗與寂靜，那種「空無」讓人憶起原來什麼都沒有，是一個純然只是空的狀態，讓我看到靈魂在每一次洗滌與淬鍊後的那種純粹、沒有恐懼。治療師在結束前，讓我雙手放開，直立在水中靜默，全身細胞感受更多內在的內部空間時，忍不住睜開眼、張開雙臂跟他擁抱，謝謝他在靜默中，讓我得到全然的信任，克服對水的恐懼，又加深我對空無的深刻體驗。

因為不好穿著泳裝拍照，想在梳洗後找他合影，出來後卻看不到蹤影了。深信這個遺憾將來有緣再來進行時，仍有相遇的機會。

有位夥伴在過程快結束時，子宮異常疼痛，療育了她

的出生創傷，曾考過救生員執照的她，對於水並不陌生，但在某一年先生找她一起觀看水中怪物驚悚片後，對水產生莫名的恐懼，做了很多心理學療育仍無法完全緩解，這一次卻得到了全然的釋放，好替她開心。另位夥伴在過程結束後，被滿滿的感動簇擁，獨處時無法控制地哭了好久。

開啟阿育吠陀的水元素與風元素

水中療育後，我終於來到多年來始終無緣在曙光村裡的太陽能廚房 Solar kitchen 午餐。這是完全免費，只有報當地居民的名字才能供餐，謝謝民宿老闆擔心我的導遊朋友不在境內，特別交代我們入內要改報他的名字。

這裡維持著某種以物易物的型態，所有移民來曙光村的人對村內也要有貢獻，餐廳裡的食材都是居民種出來的有機作物，因此拿發放的餐點時掛著大大的「Don't waste food」（不要浪費食物）的字樣。用餐時，心中無盡的感恩油然而生，更謝謝 10 年後的今天，我又回到這裡。

聲音療育工作坊結束後的下午，我異常口渴，不斷想灌水或買新鮮現打果汁，還忍不住買了最愛的盛產石榴回民宿，難怪帶領我們音療的老師，在最後提醒淨化過程會持續想要多喝水，以促進流動。

感恩這一天開啟了阿育吠陀的水元素與風元素，開啟了 5 種感官體驗。

來到曾被法國殖民的 Pondicherry，先光臨曙光村創辦人奧羅賓多修道院（Sri Aurobindo Ashram），這裡是印度 19 世紀末的靈修大師奧羅賓多（Sri Aurobindo）的靈修中心。

奧羅賓多曾經留學英國，他參與過甘地的印度獨立與不合作運動，曾被諾貝爾文學獎及和平獎兩度提名，在印度，人們將他與甘地、泰戈爾合稱為印度三聖。奧羅賓多的墓也在修道院裡，我們來這邊靜坐，同樣可免費參觀，但不能拍照。不過，現在到訪朝聖的遊客比過去幾年還多，但奇妙的是修道院裡，大家一同維持靜默，真好！

而後我們去了最懷念的高級餐廳午餐，選擇戶外餐桌享用清幽陽光下的片刻寧靜。午餐後，散步在黃昏步道，慢行來到象神廟，可惜充滿靈性的象神廟，給大眾祝福的大象於去年 1 月過世了，寺廟放上祂的聖像紀念。我帶著友人們進到寺廟，聆聽聖哲與神祇故事，正值寺廟祭司在進行儀式，我們也跟著接收祝福，取得聖水及紅粉。

這裡最常被使用的外語是法語，連路名也都以法文命名，瀰漫著濃濃歐式風情，是很受歡迎的渡假城市。

李安導演的電影《少年 Pi 的奇幻漂流》，主角小時候生活的地方就是本地治理市的法國區。電影場景中也曾出現好幾幕法國區的街景，因此這個地方在華人圈中慢慢傳了開來。我們傍晚徜徉在孟加拉灣，在海風與夕陽的映照中放空。

曙光村的周遭環境

疫情後的曙光村與世界各國的通膨一樣,物價上漲,所幸當時美金上揚,兌盧比的匯率很好,但再怎麼樣,很多值得購買的物品,還是比台灣便宜很多。這裡變化很多、商家林立,有點不習慣變得如此熱鬧,就連義大利人開的創始 Pizza 店,從 2013 年時開了第二家分店以外,如今已展店到第四家,附近也開了其他 Pizza 店。或許是很多人特別來參加 Bonfire 黎明篝火,所以人潮看起來比過去幾年還要多。

不過,這次品嚐到近年開的法國高級餐廳,一頓晚餐竟然吃了 6,000 盧比,以當地的消費而言,有點驚人。回台灣後才發現,這家餐廳樓上也提供頂級法式裝潢的民宿。

有時我們會想再去一家餐廳或一個地方,並不一定是只為了它獨特的魅力,而是它呈現的某種味道,挑起某種記憶,開啟味蕾的懷舊,及那段曲折深刻的生命歷程,卻充滿冒險、新鮮、闖蕩、滋養的時光。

這一次因緣際會回到同樣的地域,歷歷在目的場景彷彿如夢似幻,熟悉卻也陌生。我想是曾經在意的人事物,驀然回首已漸行漸遠,已沒有當初的波濤洶湧,事隔多年,如夢幻泡影。多年來經過曙光村的洗禮,今天的我已然脫胎換骨,彷如從南柯大夢甦醒,當年是什麼把我帶來這裡?再回眸,見山又是山,提醒著我莫忘初衷………。

依依不捨地離開了曙光村，準備回到清奈的途間，再次來到開悟大師 Ramana Maharshi 修道院及祂當年的洞穴靜心，我很幸運在等待夥伴們從聖山爬下來前，如 13 年前第一次到訪時，再度巧遇每天傍晚在修道院內集體的真言唱誦，祭司此時有祝福儀式，十分寧靜殊聖。

可惜要趕路回到清奈，無法繼續參與發放席地坐，用大片葉子舖底的印度手扒式晚餐，不然就可讓夥伴們大開眼界，好好體驗一番了。

沿途經過有 2,000 年歷史的濕婆神大廟，我們入內參訪時被擠得水洩不通，巧遇了學校校外教學，好多小朋友開心地看到「外國人」的我們，渴望讓我們拍照，一直等到接近寺廟門口，才被允許使用手機，小孩們看到自己能入鏡開心極了，紛紛想排隊被拍，這種單純又天真無邪的模樣，讓人感到無比歡喜。

在聖山沿途總能明顯看到 Gingee Fort 早期特別的軍事碉堡，整個 Gingee Fort 各山丘的石頭十分特別，聽司機說最大的山丘還有被稱為國王山丘和皇后山丘，真是有趣！

3/4-3/10
喀拉拉紀行——身心靈淨化之旅

我們搭印度國內航班，來到南印度喀拉拉阿育吠陀Resort，展開為期一週的身心靈淨化之旅。

住宿緊鄰阿拉伯海，每天清晨沿著沙灘慢行，看到碧藍汪洋的浪濤，內心一片寧靜平和。

經過阿育吠陀醫師判診後，每天搭配不同的飲食調理，及草藥配方製劑、飲品。中午進行兩個阿育吠陀療法。傍晚眺望著一望無際的海洋，進行著調息的哈達瑜伽課程，這是由一位已教 18 年的瑜伽導師所帶領。

善的初心，締結善的因緣

從第一天下機接機的司機，就讓人感到賓至如歸的服務，加上前往阿育吠陀渡假酒店的路上，一路靜謐青蔥的路上景色，而穿制服的司機樸實的性格，不急不徐地介紹著喀拉拉的地理文化，覺得他充滿涵養。來到此地，整個心都安定並沉澱下來，沒有清奈或德里、孟買等大城市的喧囂繁華，鄉村的和諧安靜能量，沒有過度開發、沒有空污，頓時身心都舒暢起來。

入住抵達時約莫中午，原本 2 點才能 check in，所幸Reception 櫃檯幫我們確認到空房而提前入住，隨後送上輕食餐點，並告訴我們午餐後小歇，就會開始展開阿育吠陀

療程。一行人看到輕食挺開心，緩解前幾天因友人胃口大開吃了過多料理的沉重感。

歇息一個多小時後，房間電鈴突然響起，原來是阿育吠陀醫師親自帶我們去診間看診，問診後又透過望診、觸診、把脈、量血壓、確認舌苔等細節，開始展開兩個療程。醫師很開心我也是同道中人，告訴我這週若有任何提問或跟醫學相關知識，都歡迎提出交流。

療程師帶我們進入療程區，每間療程室都以不同草藥命名，我被安排在邊間充滿自然場域與陽光映照的療程室。首先療程師接觸我們的頭頂、肩膀輕輕點按後，進入祈禱儀式，為今天的療育祈禱。

而後先以非常典型的阿育吠陀醫學淨化排毒療法之一的「油浴法」，針對我的 Dosha 型體體質，用適性的藥草提煉的溫熱植物油，透過在全身塗抹來升高體溫、促進新陳代謝、吸附污垢和毒素，讓空元素開始騰出空間，以達到深度放鬆身心的效果。

這種傳統油浴法會先讓受作者坐在椅子上，而後療程師會站在背後從頭皮開始，往下塗抹延展到背、脊椎至腳，並在背部沿著脊椎兩側深層撫按，再換至正面，而後躺在診療床開始至少 30 到 40 分鐘的油滑按摩，加速體內新陳代謝。

緊接著用加熱過包裹多種草藥的的香拓布包，在身體展開熱油滑按，促進體內毒素的代謝和釋出。

透過帶來平衡、平靜的顱腔熱油淨化，第一天就感覺松果體和腦下垂體被喚醒了，能讓五感穩定連結。

整個過程大約 100 分鐘，感受到身心輕盈，而且無比舒暢。因淋油在眉心輪，整個頭髮也被滋養修護，療程師細心地用特別的布包裹好整個頭，以避免吹到風（就我過去學習及授課的經驗，這是阿育吠陀淋油後很重要的一環，就連淋油時，也必須關掉冷氣），並為我穿上浴袍，以利我回房裡梳洗途間能維持良好的狀態。

再次回到診間，醫師確立我們的感受以瞭解生理變化，並開給我們個人化的草藥製劑，及晚餐飯後、睡前的草藥飲品配方，並告訴我們晚餐可選擇酒店吃到飽的餐會，或直接開始阿育吠陀飲食也可以，但明天過後就不可以亂吃，也不能吃酒店提供的早餐、晚餐吃到飽和下午茶。

思考後，我們決定晚餐好好酌量品嚐吃到飽服務。梳洗完畢，此時才得知竟然有管家服務，讓我們有需要時隨時能立即獲得解方，真是太貼心了。

渡假村的優良服務

從開始阿育吠陀淨化療法的隔天，不免為渡假村提供的管家服務讚嘆，不僅每餐按療程排序準時送餐到房內，而且隨時有需求時，3 到 5 分鐘內就把物品送來了，講求服務精神的渡假中心，在一開始抵達時就詢問著接機司機服務如何，是否有出示我的大名立牌，及路上導覽說明，讓

我們簡單認識這個小鎮。

坦白說，接機時看到我的名字很驚訝，原本只提醒承辦地陪銜接的人員接機秀出「Siria Hsueh」，方便我們辨識是哪位司機接應，沒想到司機拿著大大厚厚的立牌清楚寫著「Dr. Siria Xue」，雖然姓氏是中文拼音非護照上威妥瑪的拼音法，但當下仍讓我與隨行夥伴大大吃驚。

剛開始以為是地陪安排的司機，正納悶怎麼穿著不像一般司機的普通襯衫，看上去有種低調的整齊，呈現專業的素養，下塌後才知道那是入住酒店專屬的司機，曾在新加坡工作的他，不只英文的發音能讓留美的同行夥伴順利聽懂，不急不徐又彬彬有禮的談吐，讓眾人面面相覷，他一路像導遊般為我們解說喀拉拉的風俗民情。

入住期間，大廳經理總是關心我們的舒適度，若遇我們安排外出訂車，也不時詢問對於司機服務是否滿意，及房內的服務需求等。

此外，聽附設在渡假村裡的一家印度傳統小店描述，這裡已經營了 30 多年，每年的阿育吠陀各式醫學研討會或大會，都在這裡召開，小店內販售的手工商品，全是小鎮附近輔導貧窮婦女編織或裁縫出來的，讚嘆他們帶動周邊鎮上那麼多家庭的經濟。

阿育吠陀的療程，安住在毫無紛擾的圓滿中

入住 3 天就巧遇兩天關節醫學專業研討會，借這裡最大

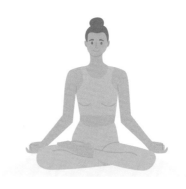

阿育吠陀醫師每天都為我們把脈及判讀，
適時做食療處方的調整。
心安住在毫無紛擾的圓滿中，
是一種強大的寧靜感。

的會議廳舉行，聚集不少印度國內四面八方的專業人士。

　　阿育吠陀醫師每天都為我們把脈及判讀，適時做食療處方的調整。隨著療程的進展，每天判讀完，醫師都為我的轉化而微笑稱讚，血壓原本這幾月偏高，導致胸悶的情況，短短 3、4 天全改善了。

　　一年半前，曾染疫後在尾骨反覆出現奇癢無比的丘疹水泡（當時那一波的變種病毒症狀後遺症，據說就是胸悶與水泡丘疹，左小腿脛骨的水泡在當時兩個月後消失，但尾骨卻不斷纏身），也不再如惡夢般拌隨，腳掌側的水泡也好轉了 9 成。

　　前 3 天的療程都一樣，而且都有顱腔熱油淨化療法，我的腦袋越來越靜默。傍晚時分，我們面向阿拉伯海，跟著資深的瑜伽老師進行 1 到 1.5 小時的瑜伽，伸展肢體。但奇特的是排尿特別多，尤其在晚上睡覺，肝膽經運行時頻繁的排尿。第 3 天晨起時發現右手肘內側起了許多像紅疹的包，醫師說是小蚊子，只是碰到沒咬下去，但看起來又不像，的確會癢，他拿了一瓶小小約莫 30cc 裝的玻璃瓶，裡面裝著阿育吠陀黑色的草藥，瓶身印有草藥製劑的專用語，交給療育師並吩咐她在療程前先幫我塗抹在這些患部，包含前兩天的水泡處。

　　第 4 天晨起時，我發現褲子變鬆了，整個人體態與身心輕盈許多，神速的轉變，皮膚呈現明亮，原先的水泡、疹子也消退大半，而且一早就排便 3 次，心安住在毫無紛

擾的圓滿中，是一種強大的寧靜感。

這天開始的療程變得不太一樣，醫師說要來到第二階段，就我所學，前面的 3 天半都在啟動體內新陳代謝，以利迅速順暢地將體內 Ama 毒素以 Mala（尿液、糞便）形式代謝排空，第 4 天、第 5 天的療程都在促進已排出體表的毒素被釋放，並更有效地將這些孔道（空元素）得以暢通，所以第 5 天開始眼屎、鼻屎也變多了，但皮膚越來越細緻，疫苗後大量落髮，導致髮質結構與毛鱗片不夠強健、豐厚的情況，有著很大的改善，看到自己的髮尾不再毛鬚的樣子，就明白這個療法實質上的助益。

第 4 天醫師開始減少我們的澱粉，只有午餐提供。

這天正好下午要外出，前往品質良好的香料店購物，誰知夥伴在我們療程後梳洗過久，輪到我剛從浴室出來，頭髮都還沒吹乾，房內電話突然響起，原來已耽擱了等候多時的司機在催促我們。

夥伴剛吃完阿育吠陀午餐，我卻只能隨便扒幾口，囫圇吞棗時發現這餐怎麼會提供一人一小鍋香料堅果炒飯，也太好吃了，為了不讓自己進食太快，浪費了剛剛才完成的療程效果，還影響消化，決定回來再吃，趕緊將頭髮吹到不會滴水的狀態，匆忙趕到大廳外上車，心想反正印度乾熱的氣候，頭髮上的水一下子就會蒸發了，夥伴一上車就跟司機說明，司機看到我半濕的頭髮又餓著的肚皮，直問我會不會太餓？其實剛做完療程通體舒暢，根本還沒有

餓感。

　　沒想到從香料店回房後，發現 house keeping 來整理房間了，卻以為我不用那些餐而全收走了，竟連沒碰過的整壺茴香藥草薑茶也收走了，我正想好好享受呢！

　　我跟夥伴說：「能不能請他們至少再炒一份那個好好吃的炒飯給我呀？」夥伴說：「再不到 3 個小時就要吃晚餐了，忍一下吧！」沒想到這天開始晚餐都沒有澱粉，後面幾天每天都期待午餐的那鍋炒飯，結果每天午餐的澱粉也越來越少，不是印度米粉就是兩薄片的餅皮。

　　人生往往要留有一絲遺憾，才有追夢的機會，讓希望帶領我們前進的動力。

阿育吠陀實質效益，感恩一切的美好

　　醫師詢問我們晚餐不吃水果，身體接受與否，我們同意完全遵照專業，最後 3 天晚餐開始不供應水果，都是無油的食材熬煮的湯湯水水，但很神奇，這樣居然讓我們每餐都覺得飽到吃不下。

　　療程的最後一天，忍不住詢問醫師，他說因為我們的能量沒有被消耗，頭腦也沒有過度運作，在這裡沒有過多的壓力耗能，身體的能量得以被完整保留下來，因此不需要過多食物進入身體，這與過去我在合一靈性探索學習路上，曾於大量覺醒過程後，每天只需睡 3 到 4 小時、只需

吃 1 到 2 餐之際，詢問過指導老師所得到的答案也是一樣，這真的是和人體專業學習體會，有著異曲同工之妙。

隨著時間的悄悄流逝，整整一週的療程終於來到尾聲，我發現身心都有著大轉變，淨化工作持續進行中，並未從療程停止的那一天停擺，反而有延續性，就連我們因原先已訂印度清奈來回機票，才決定轉去喀拉拉，因此得飛回清奈，因國內與國際航班銜接外加轉機情況，加起來要候機 18 小時。

整整兩天只睡了不到 3 小時，身體卻沒有以往熬夜的疲累感，更何況還有時差，反而頭腦清朗，身體能承受這種舟車勞頓的不適，尤其現在的年紀與年輕時可是差了快 10 年了，夥伴在降落台灣時忍不住讚嘆不已！

最後一天，我們和阿育吠陀醫師和療育師離情依依，醫師列給我幾個回國後的提醒。我那嬌小玲瓏的療育師好可愛，緊緊抱著我，在一旁看著我們合影的另一位療育師，開玩笑地說好像抱男朋友一樣相擁！她們得知我的實際年齡，不免瞠目結舌，直說也要像我一樣，我們相互打氣共勉，要把阿育吠陀實質的效益發揮在自己身上。

回台後的隔天，我發現左大腿出現紅紅的疹子卻無凸起且不癢，夥伴說她也有，整整一週縱使有工作在身，一天也只需要一餐至一餐半的量，簡單爽口的燙青菜就能獲得大大的滋養與滿足。我也變得更有覺知，在每日的進食與身心觀照裡。感恩這一切的美好！

回水區，天然原始無污染的環境

　　喀拉拉的第 3 天，來到被當地人稱之為「回水」的特殊區域，是一處位於印度南部喀拉拉邦（Kerala）的科欽（Cochin），由海水與河水平行的鹹水潟湖和湖泊網路相連接的運河。

　　從印度地圖上看，從科欽向南 60 多公里為一條狹長的地帶，夾在拉克沙海（Lakshadweep Sea）與西高止山（Western Ghats Mountain）之間。發源於西高止山的 40 多條河流奔流向西，注入大海。這些河流平時的流量並不大，一年多數時間水面平靜，是一個有 900 多公里的水道組成的迷宮般的系統。每當海洋季風來臨，海水漲潮，便會鋪天蓋地般捲過堤岸，衝入河中。每當雨季降臨時，河水暴漲，又會「絕地反擊」，將海水逼退。年復一年，周而復始，就形成了這樣獨特的回水區。

　　最奇特的是，當船緩緩駛向回水最寬闊無森林的區塊時，那自然形成堆高的沙岸，在沙岸另一邊卻是海潮迭起的大海，而沙岸的內側卻是平靜和緩的河水，這和朝聖過的馬來西亞天空之鏡，有著相類似的奇特海洋。同一片海洋，卻在不同區段與出海口，蘊藏不同的生態。

　　回水區天然原始無污染的環境，也蘊藏豐富的生態，我們看到各種色彩鮮豔的鳥類、動物，聽說還有像青竹絲一樣保護色會掛在樹上的水蛇，夥伴聽了嚇壞了！其中遇到一隻天藍色的鳥，卻因手機記憶體滿了來不及拍下，這

個缺憾正是活在當下的明証。

阿育吠陀早餐過後，散步至此，空氣瀰漫著清新氛圍。真是一幅人間仙境。走到當地剛興建落成的巨大濕婆神廟，像極了好萊塢電影的雷神。而後，我們回到渡假村，展開第二階段的阿育吠陀療程。

喀拉拉的工藝品

純樸的喀拉拉小鎮，有著許多手工工藝，特別是棉麻織品，我們因緣成熟地來到已傳承 3 代、專門做印度沙龍的麻布手工工廠，廠內有十多名正辛勤織布的裁縫師，也有一區專門製作絲質布品。不論哪一種布料的線，看起來都比台灣傳統原住民織布的線還要細，現場許多不同圖騰的模版，在印度這個用色繽紛的國家，線絲的種類中摻有許多的金線、銅線，格外的多元講究。因為我們去的是工廠源頭，專做大量批發，感謝第 3 代的老闆開放讓我們選購，價格才市價的 1/3 到 1/2，愛手工布品又常設計創意展間的夥伴，忍不住買了好幾條。

不過出遊當天匆忙之際，我把裝錢和護照的小揹袋鎖進行李，可能老天爺怕我衝動亂買，後來在友人的「資助」下，還是買了一條沙龍，不過是打算留著將來辦大課程佈置場地使用，不然在台灣穿印度沙龍也太怪了。

這個有 9 成信奉印度教的小鎮，不是每間廟都容許外國遊客入內，至少有 9 成是只有當地人才能入內，我們這

趨除了去小鎮海邊剛興建完成的巨大濕婆神廟，最後一天還去市中心知名、常在大慶典有許多婦女自願當義工煮食供應餐點發放的濕婆廟，跟許多寺廟一樣入內不得拍照，最奇特的是這間千年歷史的大廟，信眾不是用瓷器或金屬殼來裝酥油點燈，而是用檸檬皮內膜纖維，暨環保又充滿檸檬香氣。

原先計劃要參訪的日期，正好遇上了濕婆神的特殊日，鎮上在寺廟舉辦了盛大的慶典，視信仰如柴米油鹽醬醋茶同等重要的村民們都跑去參加盛大的 Puja 儀式，所以所有工廠商家都休息，我們只好打道回府，改隔日在阿育吠陀療程後前往，沒想到椰子殼纖維做成各種繩線的工廠，因為慶典也休息。

司機臨時提議去一個充滿藝術創意的博物館參觀，我們帶著探險的心情順流而去，沒想到正是前幾天看到音樂劇演出節目而想前去的場地，順道也去了香料植栽花園，真是令人開心的一天。

生活若能在隨遇而安中，處之泰然，就能發現一切都是最好的安排，無處不是驚喜。

納比爾博物館（Napier Museum）

博物館充滿綠意盎然的園區，緊鄰著動物園、海洋生態園，區外林立著著名的大學及阿育吠陀醫學院。導遊說平日這兒永遠聚集著人群，因為許多人會利用上班前去這

些綠地運動，學生午休來散步，也利用放學時來此散步放鬆，假日反而多是家庭日。我們出遊的這天，正值週日午餐後，並沒有人滿為患，跟台灣週末才會出遊的風格不太相同！

走入園區內，一棟讓人眼睛為之一亮的吸睛木造建築，於 1880 年由英國建築師設計建造，他將費爾島風格與喀拉拉鄉村建築形式結合，以此表達對當地工藝的熱愛。

我們在充滿印度與阿拉伯的設計氛圍下，一邊聆聽導遊如史詩般的神諭故事，一邊欣賞當時的工藝技術。

喀拉拉是個充滿藝術的城市。市中心有幾條街道用藝術方式將文化歷史故事都畫在牆上，每道牆都繪製前人或文化習俗留下的典故，也有一條專門給藝術家創作的街道，街道每一幅畫富含寓意與啟發，有的是傳達士農工商及種族平等，有的則描繪女性不再是傳宗接代及廚務的角色，聆聽這些創作背後所要傳遞的意義，讓我想起這次來喀拉拉前，再度去到開悟大師 Ramana Maharshi 馬哈希聖山後，前往清奈市中心時，看到的粉紅色公車，那時司機友人跟我們分享，那是專屬於女性的公車，而且完全免費，那時聽了很感動。經過幾世紀過去，男尊女卑的印度傳統禮俗洗禮後的今日，已有了跨時代的變遷。

另外，這條街道還設了幾處像公車亭的地方，原來是給藝術家不定期做展演使用。

而後，我們來到有 500 年歷史，整區由木材建造而成，並呈現傳統印度建築模樣，現已列為博物館，並由喀拉拉邦政府維護的著名印度古王宮（Kuthiramalika Palace Museum）。

博物館裡有古代中國商人及英國皇室等公爵女王，送給當地王公的椅子及象牙、水晶等古蹟文物，可見在數百年前，這裡就因海上絲路貿易而盛極一時。

最特別的是那個時期的傳承，都必須由女方生的孩子來繼承嫡位，因此為了避免爭權奪利，幾個王位國王也許選擇不婚（但嬪妃無數卻彼此不爭鬥），要不就是因無婚無生育而把繼承權變成自己姐姐的孩子，很難想像幾個國王都是才 30 多歲，就集富強於一時地統御，可惜有的英才早逝。

我們就在旅程的最後一天，在這些古籍與史物的故事裡，回顧自己的國土也是經由前人的努力奮鬥，才讓我們擁有今日的繁華，以感恩的心情為此趟旅程劃下完美的句點。

與海洋連結的旅程

曙光村外圍曾被法國殖民過的 Pondicherry，黃昏步道面臨印度洋，也是李安導演《少年 Pi 的奇幻漂流》的孟加拉灣，不管是做一對一水中療育 Watsu，在療育中心旁的海灘，或來到喀拉拉阿育吠陀村旁的阿拉伯海，每天都會有許多靜心看海的時光。

尤其在喀拉拉，清晨看海放空，或看著魚夫們齊力順應潮起潮落，將船推動前去捕魚、分享魚獲，或在夕陽時分在沙灘步道走著，享受一股靜謐安詳的平和。讓身心在落日餘暉潮汐，與鳥鳴的優美旋律間，完成天地合一的運行。

　　遙想起當年母親也曾四度跟著我帶的團，一起來到印度，曾經是如此深刻又充滿張力的故事，在曲終人散的落幕後，看著潮起潮落，尤其想起這次旅程再度讀了《納迪葉》（Nadi Leaf）的「母親篇」，那些曾為家人默默付出的守護，母親最終都是知道的……，得到母親最大的溫暖祝福，點滴在心頭，謝謝這一路的成長，而有了此時此刻的了悟與無憾。

　　入住的渡假村很有意思，泳池旁供人隨時點飲料和小食的小餐廳，特別做了鑲嵌在泳池邊的餐廚和吧檯，與泳池平行，還在吧檯旁的泳池內做了椅子，讓游累了的人可以不用爬上岸，只要坐在池內的椅子上，就能享受飲料和小餐點，廚師在爐上備著美味可口的料理，第一次看到這種設計，真是貼心，同行學建築的夥伴，也為這種巧思讚嘆不已。

　　謝謝大海的水元素教會我們圓融與不執著，也教會我們順勢而為地清澈流動。

啟靈之旅——回歸原始力量調育之行
愛╳溯源轉向╳自我調育

精心設計環節，走訪能量聖境

因人類與大自然宇宙萬物為不可分割、共存共榮的整體，透過回歸原始力量調育之旅，最能在輕鬆愉悅的氛圍下，打開五感覺知，更加細膩地與自然音律共鳴，讓細胞得以甦醒，敞開肢體與呼吸脈動，重拾生命的喜悅！

有助於覺察生活及意識中的慣性、破除藩籬與內在隔閡，引領人們從書本、課堂走出戶外，就地取材、實地演練，理論與實務並行。

這種深刻親身體驗，不僅能帶動人們回到現實生活百態後，更能實踐出來，且更有能力面對擺渡人生中的五味雜陳。

不一樣的旅行，動態的感悟力

除了讓疲憊身心獲得短暫休憩，也是整個生命劇碼的濃縮版微電影。

旅行，如同列車上的螢幕，在列車上的旅人，總想要向外探訪世外桃花源，在花花世界的人外之人，卻總想窺探窗內的景緻與弦外之音。

櫥窗裡的美是歲月的巧思，櫥窗外就是歲月的痕跡。窗裡窗外，皆是風景。

人生彷如一連串找出口的旅程，期待透過旅行，重新賦予生命旅程更大的意義。

不只是登門造訪世界無數個名勝古蹟、見聞過不勝枚舉的奇山異水寶地，累計許多飛行里程數，並用心挑選不勝枚舉的紀念品，或在無數經典的攝影紀錄裡蒐集地圖上的每一次風和日麗……。

　　還有一種與眾不同的旅行，是踏盡千山萬水後，到達素未謀面的故鄉，在內心湧起「夢裡尋它千百度，踏破鐵鞋得覓處的感動。」

　　靈魂，與天地間的綻放；

　　心靈，與山海間的邂逅；

　　身體，與氣韻間的重逢。

　　人生不停歇的旅程，毫無答案可言……，當我們下定決心出發之時，最困難的時候就已經過去了。

　　讓我們聽蟲鳴鳥叫，看日月星辰，感受山川湖海的綠茵光影，在雲霧悄悄爬上聚落稜線時，與自然一起呼吸，展演出身心靈悸動的旅程！

　　★詳細行程與成行時間，請關注「蓋亞天棠」。

國家圖書館出版品預行編目 (CIP) 資料

打傘：愛、創傷、溯源、擺脫情緒動盪，自我調育
的幸福實證 / 薛仲玲作 . -- 第一版 . -- 臺北市：博思
智庫股份有限公司 , 2024.06 面 ; 公分

ISBN 978-626-98034-8-4(平裝)

1.CST: 健康法

411.1   113005135

美好生活　48

打傘

愛、創傷、溯源、擺脫情緒動盪，自我調育的幸福實證

作　　者｜薛仲玲
主　　編｜吳翔逸
執行編輯｜陳映羽
專案編輯｜胡　梭、千　樊
資料協力｜陳瑞玲
美術主任｜蔡雅芬
媒體總監｜黃怡凡
插圖來源｜Designed by Freepik

發 行 人｜黃輝煌
社　　長｜蕭艷秋
財務顧問｜蕭聰傑
出 版 者｜博思智庫股份有限公司
地　　址｜104 台北市中山區松江路 206 號 14 樓之 4
電　　話｜(02) 25623277
傳　　真｜(02) 25632892

總 代 理｜聯合發行股份有限公司
電　　話｜(02)29178022
傳　　真｜(02)29156275

印　　製｜永光彩色印刷股份有限公司
定　　價｜350 元
第一版第一刷　西元 2024 年 6 月

ISBN　978-626-98034-8-4
© 2024 Broad Think Tank Print in Taiwan

博思智庫股份有限公司

博思智庫粉絲團　Facebook.com/broadthinktank